ＡＤＨＤ
クロストーク

齊藤万比古
恩賜財団母子愛育会愛育相談所所長

飯田順三
奈良県立医科大学医学部看護学科人間発達学教授

宮島 祐
東京家政大学子ども学部子ども支援学科教授

中外医学社

　『ADHDクロストーク』と題した本書は，様々な職種の臨床家と，わが子や配偶者の注意欠如・多動症（attention-deficit/hyperactivity disorder: ADHD）をより詳しく理解したいと望んでいる当事者の保護者や配偶者，あるいは学校生活を支える教職員などの支援者に，ADHD臨床の生き生きとした息吹や手触りを直に感じ取ってもらえる書となることを目指し，児童精神科医2名と小児科医1名によるクロストーク（鼎談）の形を採ってまとめたものである．まずこのクロストークの発言者がなぜこの3名なのかについて述べておきたい．

　飯田順三氏は奈良県立医科大学医学部看護学科の教授として発達障害の診療や神経生理学的研究を通じて子どものADHD臨床に貢献を続けてこられ，ADHDのガイドライン作成を目指す研究にも参加していただいた私の最も信頼する児童精神科医の一人である．また現在，東京家政大学子ども学部子ども支援学科の教授である宮島祐氏は日本ADHD学会の現理事長で，主に小児神経学の観点からADHD研究とその診療に長く取り組んでこられた小児科医である．また宮島氏とは，彼が東京医科大学小児科におられた頃から研究活動や研究会でご一緒させていただき，互いの考えをぶつけ合える関係を続けてきた．このように飯田氏と宮島氏は共にADHD研究においても，そしてその診療においても，さらに言えばその領域の啓発者としても，それぞれの専門領域で研鑽を積まれ，ADHD臨床の全体像を語るにふさわしい人材である．本書の企画を中外医学社から提案された際に迷わず両氏に声をかけさせていただいたのは，このような理由があってのことである．

　3人目の私は，本書の編集を担当するという立場で，均衡のとれたADHDの臨床イメージを読者に伝えるために，クロストークが漫然とした雑談に終わらないように，議論の大まかな方向を企画し，機を見てそれを示す司会役を務めさせていただいた．その際に私が意識していたのは「注意欠如・多動症—ADHD—の診断・治療ガイドライン　第4版」が提案しているADHD臨床の原則について親しみやすい表現で語り合いたいということであった．この私の思いに飯田，宮島両氏の専門性と臨床経験に基づく自由で含蓄深い発言が交差し絡み合うことで，ガイドラインでは示しきれない知識の広がりと，ADHD臨床の繊細さが放

つ魅力を二つながら表現しえたことは，当初の想定を超える成果であり，喜びでもある．

　クロストークは準備のための回を含め計5回開催され，本書の第1章に関するクロストークが行われた2018年9月末から第4章のための最終回を行った2019年2月中旬まで，おおよそ4カ月間を要した．その後テープ起こしが行われ，発言者による各自の発言の取捨選択や推敲を経て，印刷に回せる水準に至ったのは2020年2月に入ってからであった．結果として最終回のクロストークからさらに1年を超える時間が経過していた．中外医学社の担当者，とりわけ企画部の佐渡眞歩氏と編集部の上村裕也氏には，クロストークの運営に始まり完成に至るまで3人の発言者を一貫して支え続け，手間のかかる編集作業の大半を担ってもらった．両氏への感謝は，発言者一同の率直かつ正直な思いである．

　ところで，クロストーク実施時から本書が世に出るまでの期間に，ADHDの薬物療法を取り巻く環境に重大な変化が生じており，その点に触れておかないと読者に混乱を生じさせるおそれがある．第一の変化は，2019年12月に中枢刺激薬であるリスデキサンフェタミンメシル酸塩カプセル（商品名ビバンセ®カプセル）が販売開始となったことである．第二の変化はビバンセ®カプセルの販売開始に合わせコンサータ®錠とビバンセ®カプセルがADHD適正流通管理システムによって患者登録などの厳しい処方管理下に置かれることになったことである．特に第二の環境的な変化はADHD診療に重大な影響を与えるであろうことが予測されるが，それについてクロストークではほんのわずかしか取り上げることができなかった．その理由は，もっぱらクロストーク実施時と現在とのタイム・ラグにあることをご賢察いただければ幸いである．

　　2020年5月

　　　　　　　　　　　　　　　　　　　　齊藤万比古

目次

第 **1** 章

ADHDの
概念を問う

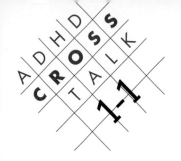

『ぼうぼうあたま』に描かれた ADHD

● 『ぼうぼうあたま』
「ぼうぼうあたま」は
ドイツの医師であるハ
インリッヒ・ホフマンが
わが子のために 1884
年に作成した自筆の絵
本で，その後世界各国
で翻訳され広く読まれ
ている．

齊藤　最初に，少し遊んでみましょうか．『ぼうぼうあたま』*1) と
いう絵本をご存知ですか．この『ぼうぼうあたま』は 19 世紀の絵
本で，具体的にわかりやすく描かれた ADHD 像の出発点の一つ
とされていますが，特にその中の「行儀の悪いフィリップ（Die
Geschichte vom Zappel-Philipp）」という物語が，ADHD の子ども
を典型的に表した物語だと言われています．

　zappel という形容詞は「そわそわした」という意味ですから，多
動な落ち着きがなく衝動性の高い子どもの様子を表しているのでし
ょう．この物語のほかに，「おそらのすきなハンスくん」という，
空を眺めるのに夢中になって歩いていて川に落ちるハンスくんの物
語もあります．このお話は不注意さの一方で，彼らが持っているこ
ともある過集中の傾向を表しているように思います．これも ADHD
児によく見られる現象の一つですね．たとえば，黒柳徹子さんの『窓
ぎわのトットちゃん』の中に，登校途中で草花などに目を向けてい
るうちに夢中になって，学校へ行くのを忘れてしまったといったエ
ピソードが描かれています．これもやはりある種の ADHD の状態
像を表していると思うのです．

　そういう視点で『ぼうぼうあたま』を見ていると，虫の羽をむし
り，鳥を撃ち殺し，猫をいじめ，いたずらばかりするフリードリッ
ヒが，大きな犬を鞭でいじめて反撃されるという「わんぱくフリー
ド（Die Geschichte vom bösen Friederich）」という物語もその衝動
性の高さから ADHD が疑われます．bösen という形容詞は「わん
ぱく」というより「悪い」とか「意地悪い」という意味ですから，
このお話のフリードリッヒの行動を"意地悪さ"と受け止められる
こと自体，ADHD 児が悪い子どもと誤解されやすい現状にも通じ

JCOPY 498-22918

る物語という印象を持ちますね．実はフリードリッヒも決してそんなに意地悪な気持ちでやっているわけではないのではと思います．思いついたらパッとやってしまい，イヌにかまれてけがをしてやっと反省するというADHDの子どもの物語と受け取ると納得できるように思います．

「ぼうぼうあたま」というのはある意味ADHDのケース集のような，ADHDの複数の特徴をとらえた物語という観点で読み直してみるとおもしろいですね．ちなみに，「ぼうぼうあたま」と訳されているタイトルの原題はDer Struwwelpeterですがこの「Struwwel」という単語の意味は「めんどくさがり屋」ですので，そのまま日本語に置き換えれば「めんどくさがり屋のペーター」，日本の説話の「ものぐさ太郎」と同じ意味ではないでしょうか．

『ぼうぼうあたま』は今も世界中で結構読まれているそうですが，それはやはりその内容が物語として優れていることと，ADHD特性を強調して描かれた子どもたちがどこか憎めない，ある種の面白味を持っていることに拠るのではないかと私は思っています．この絵本を読んでいると，ADHDの弱点と長所（強み）がいろいろ見えてきておもしろいなと思い，冒頭にこの絵本の話を少しさせてもらいました．

絵本のような文学作品ではなく学術論文としてADHDの特性に触れたものが世に現れるのはとりあえずイギリスのLancet誌に載った1900年頃の論文とすべきでしょうか．

宮島 1902年のStill博士の論文ですね．

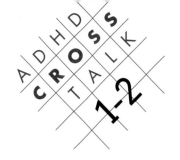

ADHD の歴史

● Still の論文
この発言後に参加した日本 ADHD 学会第 10 回総会で聖マリアンナ医科大学神経精神科学教室特任教授の小野和哉先生の会長講演を聞く機会を得た．小野先生は 1775 年にドイツ人医師 Melchior Adam Weikard が著した「Der Philosophische Arzt」が ADHD の症候を記載した最も早い書物であると指摘されていた．

● 三年寝太郎
日本の民話の一つ．3 年間寝続けていた寝太郎が突然起き出して巨石を動かし，川をせき止め，干上がった田畑を治水した．傍から見れば怠惰な様で衝動的なように見える．

● 東海道中膝栗毛
十返舎一九により 1802 ～1814 年に初刷りされた．弥次郎兵衛と喜多八が道中さまざまな騒動を起こす．

齊藤　1902 年の Still の論文* 2) が，初めて世に出た ADHD の学術論文と言われています．この論文に出てくる子はみな，反社会的な子どもばかりで，衝動性が高い例や，二次障害，特に反社会性が加わっているような例が取り上げられています．つまり，この論文が出た 20 世紀の黎明期には医師や社会がそのような子どもに手を焼いていた，という背景が見えてくるのです．

　このように，歴史の振り返りから現在の ADHD 概念につながってくるエピソードが見つかることがあると思うのですが，先生方いかがでしょうか．

宮島　私が講演をするときには，落語の「三年寝太郎」*や「東海道中膝栗毛」*の弥次さん喜多さんの話をします．昔から語り継がれ，人に興味を持たせるようなお話の中には衝動性をもった登場人物が出てくることがよくありますね．齊藤先生があげてくださった『ぼうぼうあたま』のような絵本や童話，落語では，ADHD 様の症状に微笑ましさといったものを感じさせる内容になっています．けれども，われわれの生きている実際の環境では，それらの症状がその人の「生きづらさ」として現れるようになっています．

　症状がその人の「生きづらさ」として現れたり，周囲が大変な思いをしたりするようになってくるにつれ，衝動性や多動性を持った人たちを 1 つの群と考えるようになったことが，ADHD の概念の確立につながってきたのではないでしょうか．

　このような概念が確立したことによって，「多動・衝動性」といった症状に気づきやすくなり，そして現代では昔より早期に気づくことができるようになってしまっているからこそ，早期に介入する必要性が叫ばれ，ADHD がクローズアップされているのだと思い

ます.

齊藤　現在の ADHD 概念につながるお話ですね.

　ADHD の歴史を語るうえで, 微細脳障害あるいは微細脳機能障害（MBD: minimal brain dysfunction）*という概念は避けて通れませんね. この概念は小児科の先生たちが中心になって推奨してきて, われわれ児童精神科医もそれに従ってのちに ADHD と呼ばれることになる子どもたちを MBD と診断したわけです. この MBD 概念について, ぜひ宮島先生のご意見を伺いたいのですが.

宮島　MBD という概念は, MRI などの画像診断がない時代に大きく取り上げられたものですが, 私にとってはとてもしっくりきた概念でした. というのも, 多動や衝動性といった症状が微細脳機能の問題によって起きているのであれば, われわれ医療者が介入することで治せる部分が出てくるかもしれないと思えたからです.

　あとで取り上げられる自閉スペクトラム症（ASD）との併存の問題（第 1 章-7 参照）についても, MBD という概念のほうが, ある意味では大きくとらえることができるのではないかと考えています. Minimal brain dysfunction という大きな枠の中に ADHD や ASD が入っているのではないかというのが私なりのイメージです. その枠の中では, 症状がグラデーションのようになっていて, ところどころ重なっている部分もあるという考えです. そして今, 概念がある程度明確になってきたことで, その重なりが併存問題として議論になっているのではないかと思いますが, それはのちの議論に置いておきましょう.

　ですから, ある意味で MBD は, 今の診断と重ねて考えてみると, 広く神経発達症群*を示していたという気もしますね.

齊藤　そんな議論も踏まえて, 飯田先生いかがでしょうか.

飯田　齊藤先生に絵本を見せていただいて思ったのですけれども, やはり ADHD の子にはかわいいところがありますよね. たとえば『ドラえもん』ののび太君のような, 何かちょっとおもしろい, 捨て置けない雰囲気といいますか. そういった何となく惹かれる雰囲気やかわいいところがたくさんあるから, そんなに悲観的にならず

● MBD
知能はほぼ正常であり, 明らかな脳損傷の証拠がないにもかかわらず, 行動あるいは学習面でさまざまな症状を呈する.

● 神経発達症群
従来用いられていた発達障害の概念が, 2013 年に改訂された DSM-5 において神経発達症群として総括され, そこには知的能力症, 限局性学習症, コミュニケーション障害, 自閉スペクトラム症, 注意欠如多動症, 運動症群が含まれている.

にみんなで付き合っていこうよ，という思いはいつも持っています．

私が医者になった1980年代ころはまだMBDのほうが優勢でした．ADHDやASDなどはあまり聞きませんでしたね．発達障害について学んでいく中で，自閉症などはわけがわからないといった感覚を持ちましたが，MBDは医学的な視点や脳の側面からとらえている説明もあったので，医学的にとらえられるかもしれないという雰囲気を感じました．

ただ，いざ実際にMBDに取り組んでみると，宮島先生が「神経発達症」とおっしゃるとおり，本当にいろいろな症状がありました．そういうのを見ていると，われわれはその中の何を抽出して，何をどう変えたらいいのだろうかという，呆然としてしまうようなところがあったのです．

● DSM-Ⅲ/-Ⅳ/-5
Diagnostic and Statis-
tical Manual of Mental
Disorders の略．米国
精神医学会が作成した
精神疾患の診断基準で
あり，現在は世界的に
広く利用されている．
1980年にDSM-Ⅲが
発表されてから世界的
に普及され，1994年
にDSM-Ⅳ，2013年
にDSM-5と改訂され
ている．

そういった状況にDSM-Ⅲ*が登場します．ここで明確に学習の問題と行動の問題で分かれました．私としてはこれでより扱いやすくなったような感じがしました．

ですから，ADHD概念の歴史はMBDから始まりますが，そのMBDのものすごくごちゃごちゃとした概念が少しずつ整理されていって，何となく医学的に扱いやすい概念になっていったと思います．

ただ，もちろん，脳の障害の詳しい部位などといったことがわかっていないからということもありますが，それでも私としては，学習の問題と行動の問題に分かれていった経緯，経過に明確になっていないところがたくさんあったと思います．

宮島先生がおっしゃったように，ひょっとしたら曖昧にMBDが1つのものかもしれないというところもありますから，MBDから流れてきた今のADHDの概念が，このまま続くような感じもしないですね．まだまだ変わっていく気がします．

齊藤　お二人の話をお聞きして改めて感じるのは，DSM-Ⅲの登場というのは概念上の大きな曲がり角を作っていて，MBDはDSM-Ⅲ登場以前の伝統的な疾患概念なのだということです．伝統的というのはもう古いという意味ではなくて，「病因があって，症候があ

って，治療がある」という確たる疾患概念の体系があるという意味
です．身体疾患概念の多くはそうした伝統的な疾患概念に従ってい
るわけですが，精神医学は DSM，すなわち米国精神医学会の考え
方の転換によってある意味で唐突に操作的診断概念になってしまっ
た．それは，症候論が最も上位にあって，その症候の組み合わせか
ら疾患が分類されていくという概念の体系に組み込まれたわけです
よね．伝統的な「疾患」概念ではなく，障害という名の「症候群」
概念に変わってしまった．

　MBD 概念の最大の欠点は，微細脳機能障害と言いながら微細脳
機能障害の実態を見つけ出せないという点です．その矛盾の中にこ
の概念はあったように感じています．でも，それもこの症候群を伝
統的な疾患概念の中に収めようと努力していた結果なのでしょうね．
DSM-Ⅲの登場はこうした無理に疾患概念に押し込まれた多くの精
神疾患の枠組をがらりと変える契機となりました．

　このように見てみると，現在の DSM 文化の下での ADHD 概念
もまた過渡的なもので，より高い水準の病因論，症候論，治療論を
総合的にとらえた精神疾患概念が市民権を得る時代となる可能性が
あると私は考えています．その意味で MBD 概念とそれをめぐる
論争は，証明できない原因を求め続ける探求的な挑戦こそが諸精神
疾患の概念を創設し変化させることに貢献するということを示す象
徴的な営みだったと思うのです．おそらく，これからも ADHD を
含めた精神疾患の概念は変化し続けるのではないかという気がして
います．

　しかし，この点にこだわりすぎると精神疾患をめぐる哲学の領域
に踏み込んでいくことになりそうですから，このあたりでやめてお
きましょう（笑）．

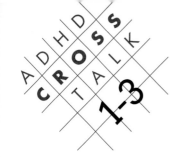

なぜ ADHD がこんなに注目されるのか

齊藤 なぜ現在 ADHD はこれほど注目されるのか．これはわれわれ 3 人の観点が全然違うかもしれないという点で非常におもしろいと思っているのですが．飯田先生いかがですか．

飯田 第一に教育界の興味関心の増加があげられると思います．私が実際に臨床をしていて ADHD が増えてきたと感じたのはリタリン® 使用期の最後の頃ですが，その頃すでに学校の先生方の発達障害への関心の高まりは感じていました．その後平成 17 年（2005 年）に発達障害者支援法が施行され，2007 年に特別支援教育，改正学校教育法が制定されたことで，教育界の発達障害への関心がさらに強くなったように思います．そういった中でマスコミによって取り上げられ，教育界に限らず世間に知られ始めるようになったのではないでしょうか．

　次に，薬物療法の進歩があげられると思います．最初はリタリン® （メチルフェニデート塩酸塩）しかありませんでしたが，のちにコンサータ®（メチルフェニデート塩酸塩徐放錠）やストラテラ®（アトモキセチン塩酸塩）などが登場しました．やはり医師としては症状をよくするための武器として，適応薬物が複数あるというのは大変ありがたいことです．ADHD という疾患が世の中に知られるようになり，ADHD 治療のニーズが増えるにつれ，適応薬物の増加は心強かったのも事実です．

　最後に，広い視点で考えてみると，昔に比べおおらかさが減ったことも ADHD が注目される一因ではないかと思っています．昔は落ち着かずに絶えず動き回っているような子がいても「ああ，こんなやつもいるな」と放っておきましたよね．放っておいたというか，それはそれでいいやという感じがありました．「いろいろな人間が

いるんだから，中には落ち着きのない子もいるよな」というように，異分子としてはとらえず，みんなで一緒にやりましょうという雰囲気があった．それがだんだん，教室の中でじっとしていないと異分子としてとらえられるようになってきた．

　それは学級崩壊という言葉が流行ったときともつながっていて，学級崩壊の犯人の一つがADHDの子であるという考えもあったようです．そういった考えに至る理由として，学校の先生の指導力・学級経営の乏しさのようなものがあげられるのではないか．昔に比べ，学校の先生はやらなければならないことや気を使わなければいけないことが増え，格段に忙しくなっています．そのせいで昔の先生はもっとおおらかに構えていたのに，今の先生はそれだけの時間も力もない．そういった現状も，ADHDの子たちを浮かび上がらせる一因になっているかもしれないと思います．

　同様のことは親子関係でも当てはまります．昔は一家に7，8人子どもがいるのは普通で，ADHDの子もひょっとしたら自分の子の中にはいたかもしれないけれども，そんなものだとしてとらえられていた．それが今は，それぞれの家庭で2人くらいしか子どもがいなくて，だからこそ目立つ．「うちの子はこんなものです」というようにはなかなか思うことができず，「何とかしてくれ」というようになってしまうと．

　以上のようなさまざまな背景のもとにADHDがだんだん注目されてきたのかな，と感じていますね．

齊藤　ありがとうございます．では次に宮島先生はどうお考えでしょうか．

宮島　そうですね．子どもたちを取り巻く環境はずいぶん変わってきていると思います．

環境の変化

　平成24年に文部科学省が行った全国調査[3)]によると，「知的発達に遅れはないものの学習面又は行動面で著しい困難を示す」児童の割合が6.5%と報告されています．

そして，現在の高校進学率が 96.5％なのです．ですから，高校に進学した子の中にさえ ADHD 児はいる，ということになります．時代別の高校進学率が，昭和初期で 50％以下，昭和 50 年代で 60％前後だったことを考えると，現在の高い進学率は「いい子になる，いい学校に行くことがよいことである」という風潮のもとに「失敗が許されない時代」になったとも考えられます．「失敗が許されない時代」になるにつれ，不登校や集団行動がとれないといった行動に目が付くようになってきてしまったという面もあるかと思います．

　外で遊ぶ時間と場所があった時代には，集団に入れないような子どもたちの居場所があったように思います．もちろん，気づかれないまま放置されていたという，いい面と悪い面の両方がありますが．

　ところが今の子どもたちは忙しいですよね．塾に行く，習い事にも行く，朝から晩まで何かやっている．さらに少子化や「進学せねばならない」といった社会的風潮が背景にあることで，集団に入れない，ついていけないような子たちの居場所が減少し，さらには不登校，二次障害といった問題がより浮かび上がりやすくなったと考えられます．

　そのようなことを考えると，時代の背景とともに，昔からあった症状がよりクローズアップされて，問題視されやすくなっていると感じますね．

教育界

　さらには，先ほど飯田先生もおっしゃったように，学校の先生方がとても忙しい．昔は夜遅くまでクラブ活動などに一日中付き合える時間もあったように思いますが，今の先生たちはそれがほぼありません．ですから，教室の中の子どもについてはわかっても，その他の場面の子どもたちのことには気づきにくい．時間に追われ，大人に余裕がなくなったように感じますね．まさに飯田先生がおっしゃった学級崩壊の背景の一つに，教育界の余裕のなさがあることは否めない事実かなと思います．

　次に，学校の先生方が子どもの対応に不慣れであるということで

JCOPY 498-22918

す．たとえば，私が教員を対象として夏期講習講座をやったとき，終了後にアンケートを書いてもらいました．その際，数分遅れたり数分延びてしまった場合に，時間を守ってほしいと意見を記入される小学校の教員がいらっしゃるのです．だいたい50人集まると，その中の2人か3人は「時間を超えないでください」とアンケートに書かれます．「内容はよかったけれども時間を守れ」ということが多いです．しかし幼稚園の先生はそれを書かないのです．幼稚園の先生は「おもしろかった」「楽しかった」「いい経験だった」と受け入れる．ということは，まさにADHDタイプの子が不注意であったり，落ち着かないと，それがいたたまれない先生もいらっしゃるということがわかると思うのです．

また，ADHDの診断基準がある程度教育界にも浸透してきたことで，学校の先生たちが気づきやすくなった，あるいは気づかなければいけないという義務感のようなものも出てきたのではないかと思います．

ただ，教育界の問題ばかりを言ってしまいましたが，本当に熱心な先生がいらっしゃることもまた事実なので，あまり教育界のことを悪く言わないようにするのも大事かと思いますね．

家庭環境

家庭環境にも変化が見られています．少子化や核家族化に伴い，人と関わる社会的経験が少なくなり，閉鎖的な社会に近づきつつある一方で，メディアの発達により情報がたくさん入ってくる．そういった環境の中で成長してきたのが今の親たちです．

私が今東京家政大学で大学生を教えているときに感じるのは，自分の興味のあることのみしか注目しない子が多い印象です．ゼミの際に最近のニュースについて聞いてみても，興味の偏りを感じます．実際に新聞を読む子は少ないですね．スマホでニュースを見られるようになったせいか自分の興味のあるニュースについては深く知ろうとするけれど，そうでないことに関してはまったく見ない．

そうすると問題は，マスコミがADHDについて取り上げると，

それが気になってしまうお母さん，お父さんが出てくるということです．あまりにも早い時期から「うちの子，ADHDだと思うのですが」と外来にいらっしゃるお母さんたちが実際によくいます．現代は情報量がとても多いうえに，得られる情報に偏りが生じやすい．そういった背景もADHDをより浮かび上がらせた一因ではないかと思います．

　昔はこんなに情報過多にはならなかったのだと思うのですね．今は情報の伝わるスピードも勉強のスピードも速くなり，落ちこぼれたらどうしようもないというような切迫感に追いたてられ余裕がなくなっている保護者が多くなってきたように感じています．情報過多になったことで不安感を増長するような因子もあったのではないでしょうか．

齊藤　「なぜADHDがこんなに注目されるのか」というテーマと後の「現在わが国でADHDはどのように受け入れられているのか」というテーマは何となく重なる部分があると思いますが，お二人のご意見を聞かせていただきました．注目にしろ，どう受け入れられているかにしろ，肯定的な理由と否定的な理由の両方があります．

　肯定的な理由としては，お二人がおっしゃったように，薬物療法の進歩や心理社会的治療の開発など，治療可能性が広がったことにあるということですね．「治療できる」と実際に言うことのできる明確さこそがADHD概念を精神疾患の優等生の一つにした原因だと思うのです．これはDSM-ⅣからDSM-5への改訂で疾患概念の大きな修正や枠組みの組み直しを受けなかった疾患の一つがADHDであることから考えたことなのですが．

　一方否定的な理由として，ADHDの特性を受容するキャパシティが格段に減っているという点をあげる必要があると思います．家庭のキャパシティと社会のキャパシティ，そのどちらもが減ってきて，ADHD特性を持つ子どもを家庭も，学校も，そして地域社会も抱えられない．とにかくドラえもんに登場するジャイアンのような子どもが生きられない時代と言いますか（笑）．のび太君は何とか生きられるけれども，ジャイアンはたちまちいじめっ子と言われ

非行少年と呼ばれてしまいそうな社会になってきている．確かに大学生がジャイアンだったら問題でしょうけれども，小学生の時代でなぜ受け入れられないのかと思ってしまいます．

　考えてみると，「ガキ大将」というのはもはや絶滅危惧種なのですね．ガキ大将のかわりに非常に陰険ないじめをする子ども，それはすぐに集団化していじめをする子ども集団になるのですが，そんな子どもが目立つというのがどうも今の時代性のようです．それに対応するため大人は子どもが集団化することに警戒心を高め，乱暴な子どもを抑えこもうと心をくだきます．

　そうなると，活動性が高く，良く言えばわんぱく，悪く言えば乱暴な子どもが受け入れられるキャパシティが社会になくなっていくということになりますね．だから結果として ADHD は注目されるようになった，これが現在 ADHD 概念が隆盛を誇る原因の一つではないかと私は思っています．

　それと，宮島先生が言っておられた，彼らの活動できる場所，活躍できる場所が狭まっているということ．これも ADHD の子どもが浮き上がってしまう理由ですよね．

　本当は ADHD の子どもよりもっと窮屈な思いをしているのがASD の子どもです．社会に適応できるところまで成長できたADHDの子どもは，ADHD という特性も受け入れたうえで活躍していけると思うのです．しかし現代という時代は，そもそもの衝動性の高さとか，忘れっぽくてケアレスミスが多いなどというだけで排除されてしまう危険が非常に高まっている社会であることも間違いありません．こうした傾向は ADHD より ASD でより深刻ですが，ADHD の中には ASD を併存している子もいますので，この視点も忘れてはいけないと思っています．

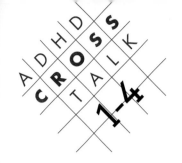

どうしたらゆとりのある社会になれるのか

飯田　産業革命のようなダイナミックに社会構造が変化し，時間の流れが急に速くなるときにADHDのような子どもが登場してくる印象を持っているのですが，やはり社会全体に余裕がない，ゆとりのない時代になればなるほど，子どもの側にもそういった波が押し寄せてきて，押し付けられる，負債を被らされるというところがあるのかなという感じがします．

　お二人も感じておられるとは思いますけれども，どうしたらゆとりのある社会になれるのかな（笑）．

齊藤　AIの活用の拡大ではないことだけは確かですね（笑）．

宮島　医学部の教育をとっても，本当にわれわれ昭和年代が卒業したときとは比較にならないですよね．

齊藤　一つは，やはり物を作る活動の復権ではないでしょうか．これはやはり大きいと思うのです．物を作るのは「後進国」に任せておいて，われわれはそれを売って利ざやを稼ぐことに上手になるというのが高度に発展した社会だという錯覚があると思うのです．

宮島　汗水流して働くという仕事に向いている人たちがいることも事実ですよね．農業や畜産業といった第一次産業を誇りを持ってやれるという環境が必要だと思いますね．

飯田　そうですよね．世界がグローバルになると，あちらは物を作る人，こちらは売る人と分かれてしまってきている．しかし，やはりそれぞれの国が自分の国の中にいろいろな仕組みを持っておいたほうがいいということになるのでしょうね．

齊藤　そのようになると思いますね．だから物を作るほうを分担させられた「後進国」では，商売をしたり経済的なものを担うことで才能を活かせるタイプの人にとっては国内でのチャンスが少ないわ

JCOPY 498-22918

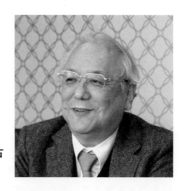

齊藤万比古

けですよね．だからその人たちは「先進国」へ移ろうとする．その代わり，作物を育てたり，よい細工をしたり，とてもよい陶器を作ったりするような職人タイプの人は，むしろ「後進国」的な文化で活躍の場をたくさん持つことができる．ADHDにしろASDにしろ，どちらかと言えばこの職人タイプの人が多いグループのようにも思うのです．もちろん先端産業の世界にも職人タイプの人の活躍の場はあるのですが，そこにたどり着ける人はあまりに少ないのが現実ではないでしょうか．

宮島　今，工業や商業といった実業系の高校が減っていますよね．

　私の知り合いで，ある高専に行った子がちょっと変わっていたのです．ASDっぽい子だったのですが，その子はのびのびと学校に行けていた．そして「ああ，あの高専に行けたんだ．すごいな」と言える時代だったのですね．

　でも，今は高校では進学校に行けばいい子と思われる風潮が少なからずあると思います．もちろん，進学校の中にもASDがたくさんいるというまた不思議なところがあるのも事実ですが，実業系，特に一次産業，二次産業に絡むような職業に従事する人が少なくなっている社会的風潮というのは，やはり子どもたちを追い詰めている一つの要因になっているのかなと思います．

　昔は中卒でもそのあと伸びていく人もいる．そしてそれによって金の卵と言われている，低賃金で苦労されたかもしれないけれども，そういった人たちが本来居やすい環境を作るというのは大事なこと

かなと思うのですね.

　今フリースクールが多いですよね. それがどんどんできているのは, やはり先ほど言った 96.5％ が高校に行くという時代の誤りというか. それにテコ入れするには, 平成 24 年の文部科学省の全国調査結果から見ても, クラスに 2, 3 人はいるという子たちが生きやすくなる環境を考えていく必要はあると思うのです.

　結局 ADHD や ASD が治る, 治らない, ということよりも, その人たちが持っている才能や特性を活かせる社会を作っていく, ということを考えていきたいのです. そして症状に気づき, 治療に関わった人間も, その子の将来の財産になるような子育てや育成について考えていくべきかなとは思っています.

齊藤　非常に大事な視点ですね. ADHD 概念から, 社会的な側面を外して考えてしまうと, 彼らの生きにくさの本当の理由が見えてこないですからね.

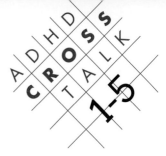

現在わが国で ADHD はどのように
受け止められているのか

齊藤 前の質問に続き，「現在のわが国では ADHD はどのように受け止められているのか」という問いをさせていただきます．先ほどの議論のまとめのような内容になるかもしれませんね．

宮島 ADHD とは，的確な診断と治療が必要とされ，早期対応が不可欠な病態・疾患である，という理解が徐々に浸透しつつあるように感じています．一方で，ADHD の子たちは社会とうまく関われない逸脱した行動をとってしまうこともありますので，手に負えない問題児，ADHD はやっかいな疾患，ととらえている人がいるということも事実だと思いますね．

また，薬物療法の進歩についても知られてきたために「飲めば治る薬がある」という認識も世間一般にあるのではないでしょうか．

以上を踏まえると，ADHD という疾患自体は広く知られてきていますが，正しい情報が浸透していると言うにはまだまだかなと感じています．

医療者として覚えておきたいこと

そのような現状を踏まえ，まずは早期に的確な診断することを意識しておきたいです．早期に診断することによって，適切な心理社会的治療を行える体制作りをすることが可能となるからです．環境調整や心理社会的対応を通じてその子たちの特性を理解し，特性を伸ばすための環境を作ることで，その子自身の負の体験の積み重ねが減ることはもちろん，親を含めて家族がのびやかに生きていくことができるように思います．

診断がなされたのちは，心理社会的対応を基盤として，心理社会的治療と薬物療法を並行して適切に行う．環境が整っているからこ

そ薬物が効くんだ，というスタンスを私たちは忘れてはならないと思うのです．基盤なくして薬を投与して，たとえ症状がよくなっても，またすぐ悪くなりますからね．

　やはりADHDが広く知られてきたということはあると思いますが，本当の意味で大事なことは何であり，どのような順番で治療を進めていくべきかというのを，今一度，教育界を含めて見直すことが必要かなと考えています．そういった姿勢がADHDを正しく理解し，受け入れる社会へつながっていくのではないかという思いがあります．

飯田　私の友だちでも，皮膚科や外科の医者になると「AD何とかってあったよな．あれって何だったっけ」という感じでよく知らない人もいます．医者でさえ知らないのですから，一般の人になるとまだまだADHDについて知らないことも多いのではないかと思います．

　また，発達障害として一括りになっていて，ADHDとASDの違いや学習障害との違いについては知らない人たちが結構いるように感じます．世の中ではまだふわっとした感じで受け取られているような気がしますね．

　きちんと知られていないとなると，ADHDもASDも，これはしつけがなっていない子だな，わがままな子だなというように思われてしまったり，また大人のADHDの方であったら，ちゃんと仕事しない人だなというようにとらえられてしまったりということがまだまだあります．そのため，もう少し啓発活動も必要かなという感じはしているところですね．

齊藤　やはりADHD概念が広がってきて，治療体系もある程度確立してきた今，われわれ医療者はついADHDに対して「どんどん診断して，治療を進めましょう」と「イケイケ」な姿勢になりやすいですね．でも，それでいいのかと，今一度立ち止まって考えたいのです．

　つまり，イケイケの姿勢だけでは，情報が拡がることによって生じた悪い面に無頓着になってしまうと思うのです．ですから，この問いで私が言っておきたいのは，「ときには良いことが悪い結果を

導くこともある」という観点を持つべきだということです．ADHD概念が広がり，一般家庭や社会に広がることはよいことではありますが，広がったことでADHD者が差別される可能性が強まっている，スティグマ的状況があるのではないかという観点を常に専門家は忘れてはいけないと思うのです．「どんどん診断できるようになってよかったですよね」と言うだけでは，それによって辛い思いをしている人もいるという点が見えなくなってしまいます．「あなたたちがそんなことを言いふらしたために，私はちょっとした自分の失敗を『ADHDだから』と言われて差別されている」という人が存在するということを忘れてはならないと思うのです．

　ですから，イケイケの姿勢だけではいけない．正しい発信が必要なのです．もちろんわれわれにできることは限られていますけれども，臨床場面での発言や啓発的講演などでのメッセージをどのように発するかについては細心の注意を払わなければなりません．

宮島　ADHDへの理解度が，都心と地方で全然違うことを実感として感じています．情報を得て，教育界と医療界とで連携をとった経験があるか，お互いの話を聞いたことがあるか否かで対応がまったく違ってくると思います．ADHDの診断アルゴリズムに従って，2カ所以上の異なる状況からの情報を集めるべきところ，不十分な情報のまま薬物療法が優先されてしまっている現状もあります．

　ですから，齊藤先生がおっしゃった啓発的な行動の重要性ですよね．次世代の育成と資料の配布が主ではありますが，私も意識して行っています．私の考え方を知ってもらい，教育界や家庭の意見を聞く機会をできるだけ多く持とうとは思っていますが，やはり忙しくて十分ではないのです．情報が不十分なまま，連携が成り立たず，薬の増量に走ってしまうようなことになると，昔のリタリン®のときのようになってしまう懸念があります．

齊藤　その事情は必ずしも小児科医だけではないですね．児童精神科の臨床においても，10分間診療を強いられるというところは本当にたくさんあるので，同じことが起きています．やはりそれは診療科の違いを超えて原点に帰る必要がある面ですよね．

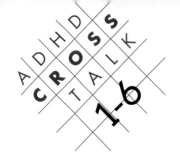

ADHD 概念の来し方・行く末
―ADHD は均質性の高い疾患か 異種性の高い疾患か

齊藤 ここで「ADHD はどの程度堅牢な概念か」ということで，ADHD 概念の安定性と ADHD という疾患の均質性について考えていきたいと思います．まず飯田先生いかがでしょうか．

飯田 これまでの歴史的変遷を見ると，先ほどの MBD 概念に始まり，症候論的なところから始まる DSM-5[4]（6 ページ参照）という診断基準ができました．ただ，今のところ ADHD という疾患の明確な原因がわかっていないという点で，疾患概念そのものが流動的な感じはします．

　また，これは精神疾患すべてに当てはまることですが，環境との兼ね合いの中でその症状が出てきたり引っ込んだりします．ですから ADHD も，社会環境や文化的な環境によって随分変わると思います．また，国によって疫学調査の結果が異なり，有病率も変わってきてしまっている．こういったことから，環境との兼ね合いという点が疾患概念とどのようにリンクするのかということも，ADHD がまだ疾患概念として確立しきっていないのではないかと感じる部分です．

　最近，精神科の分子生物学的な基礎研究の場では，たとえば統合失調症の遺伝子の研究をするときに統合失調症の状態から見つかった遺伝子を調べていても，それはなかなかまとまった一つの結果に結びつかなくて，統合失調症の中のたとえば幻覚のある人の遺伝子などというようにすると，比較的よいものが出てくるかもしれない，と言われているんですね．つまり，今ある統合失調症という疾患概念から研究してもなかなか先に行かなくて，むしろ共通の遺伝子を持つものから一つの塊を作ったほうが病気を同定しやすいということです．そうすると，たとえば「認知機能のこの部分の障害にはこ

の遺伝子」というように見つけあって，見つかった遺伝子のある塊が統合失調症という症状を作っていく，というようになるのでしょうね.

　また，疾患同士の位置関係を考えてみると，たとえば今すでに，統合失調症と双極性障害はかなり密になるもので，うつ病はちょっと離れているという関係性ですよね. だから双極性障害の中のうつ病といわゆる単極性うつ病とは全然違うものだと. 双極性障害はむしろ統合失調症のほうが近いのだというようになりつつあります.

　そのように考えていくと，遺伝子の点から見ても疾患同士の位置関係という点から見ても，ADHD に限らず精神科疾患そのものが今後どのようにカテゴリー化されるのかはわからないと感じますね.

　最後に，併存の問題も ADHD 概念の流動性に関わっているように思います. 特に，先ほどから齊藤先生もおっしゃっているように，ASD と ADHD は併存することがものすごく多いわけです. しかも神経発達症群内には，ASD に限らず LD やチックなど，併存しやすいものが多い. ではその併存しやすいものはどうして併存しやすいのかというのを考えるときに，そこでまた一つの疾患概念が生まれる可能性もある. ですから，ADHD 概念というのはいまのところはまだまだ流動的になるのではないかなというように私は思っています.

齊藤　なるほど. ADHD の均質性についてもう少し詳しくお話しただけますか.

飯田　ADHD の病態仮説の一つに triple pathway＊5)（実行機能，報酬機能，時間処理の障害を持つ）というものがあります. 3 つの障害すべてある人が ADHD というわけではなくて，それぞれに 1 つずつしかない，もしくは 3 つともないという場合でも ADHD に含まれることもありますから，triple pathway というだけで ADHD とは説明できないのですよね. そういったことを考えると，ADHD は均質性が高い疾患であるとはなかなか言えないのかなと思います（図 1）.

　次に ADHD のタイプ分類（「不注意優勢型」「多動性・衝動性優

● **triple pathway**
ADHD の病態仮説として Sonuga-Bark によって示されたもので，実行機能障害，報酬系障害，時間処理障害が認められるが，実行機能障害のみ，時間処理障害のみ認められる患者もいたり，時間処理障害と実行機能障害の 2 つが認められる患者もいたり，さらに遅延報酬障害を加えて 3 つの障害を持ちあわせている患者もいる. しかしその 3 つのいずれの障害もない患者もいるので，ADHD の病態は一様ではないと考えられる.

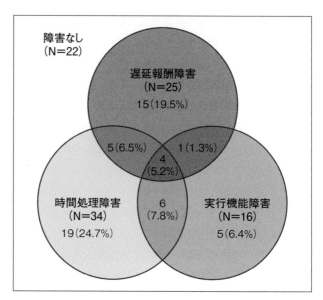

図1 ADHD 患者（N＝77）の実行機能障害・時間処理障害・報酬機能障害に関連する割合
(Sonuga-Barke E, et al. J Am Acad Child Adolesc Psychiatry. 2010; 49: 345-55 [5])

勢型」「混合型」）で考えてみます．混合型と言われるものは不注意，多動，衝動性と何となくすべて揃っている．それは量的な問題だけではなくて質的にも他の ADHD と同じように見えるものもあるのですね．ただ，多動・衝動性のない不注意優勢型の ADHD は臨床で見たときに何か少し他の ADHD の子と違うなという気がするのです．それは以前，DSM でも別になっていた時代があったというぐらいに，ちょっと異質な感じがします．この子たちの中には，子どもの頃は大きな問題にならずに，大人になって症状が表面化する，といった場合も考えられますので，そのあたりも均質性の高さという面では弱いかな，と感じる次第です．

齊藤　ありがとうございます．では，宮島先生，どうですか．

宮島　中核症状に合致する「ピュア」な ADHD の場合には堅牢な疾患ととらえられるのではないかと思っています．臨床をやってい

JCOPY 498-22918

て，不注意も多動も衝動性もあって，ADHD rating scale（ADHD-RS-J）*の多くの項目で3がつくような人たちを診たときは「こだわりが強いな」というよりは「ADHD らしさ」が見えてくるからです．ただ，われわれの小児科領域では，親や大人の評価が主になることが多いので，本人からの視点が少ないという点は気をつけなければならないと思っています．

　今飯田先生がおっしゃった通りで，私自身も混合型であれば安心して ADHD の診断ができるけれども，多動・衝動性がない不注意だけの場合で，さらには過集中などといった面も見えてくると非常に迷いますね．ASD が併存する ADHD と診断していいのかには微妙さを感じています．やはり ADHD が大人の観察に伴う症状群であるという面が強い以上，疾患の均質性に限界があるというのはある程度致し方ないところかなと感じますね．

　結論として，診断基準の 18 項目をほぼすべて満たす混合型の ADHD の場合にはある程度均質性があって堅牢な概念だと言えると思います．ただし，ADHD にはもっといろいろな場合がありますので，お二人がおっしゃったように，今後 ADHD の疾患概念が変わっていく可能性は十分にあると思いますね．

齊藤　お二人ともどうもありがとうございます．

　飯田先生から基礎研究では，遺伝子関連から疾患分類を考えていく取り組みがあるというお話を伺いました．大きくとらえれば同じカテゴリーの中に含まれる現象とされているけれど，ADHD 症状が遺伝子系や機能系の違いによって区別される時代が来ようとしているという思いを持ちながらお聞きしていました．

　また，宮島先生からは ADHD の中核群では均質性が高い一方で周辺群では雑音が多いと言いますか，異種性の高さを感じるというご意見を伺いました．まさにおっしゃる通りだと思います．多くの臨床家が感じていることですね．

　この点では飯田先生も不注意だけの場合と混合型との違いについてお話をしてくださいました．操作的診断では「診断基準を何個以上満たす」という基準で線を引いて診断を進めてしまうけれど，同

● **ADHD rating scale（ADHD-RS）**
ADHD の特徴的な症状である「不注意」9 項目，「多動・衝動性」9 項目の診断基準として，その症状が「全くない」「時々認められる」「しばしば認められる」「非常に認められる」の 4 項目で，しばしば以上が 6 項目あることが 2 カ所以上の異なる場面で認められることで診断される．

じ「不注意優勢型」でも，多動・衝動性の個数が4か5でぎりぎり混合型とは診断できない「不注意優勢型」と，多動・衝動性症状がほぼ見られない純粋な「不注意優勢型」で，しかもASDとも言えないものも存在します．その両者の不注意優勢型は果たして同じ疾患と言えるのか否か，議論の分かれるところです．そう考えると，現在の精神疾患診断法には「操作的診断の魔術」あるいは「手品」のようなものが存在しているようにも感じてしまいます．

　今まで議論してきたところはADHDの生来的な面から見た概念の堅牢さについてでしたが，もう一つ，ネグレクトを中心とする児童虐待の関与のような心理社会的な面からも考えてみたいと思います．

　実はDSM-5，DSM-Ⅳをよく読むと，ADHDは生後の環境によっても生じるかもしれないと考えたくなる曖昧な表現が含まれています．

　そうなると，最早期から始まるネグレクトや身体的虐待などが原因で生じるADHDはあるのか，という大きな課題が出てきます．ADHD類似の状態像とADHDそのものでは背景が異なると見るべきなのか，同じものと見るべきなのかには，答えがまだないように思えます．「これらの両方をひっくるめて，どちらもADHD」と考える方もおられますが，実際のところどうなのでしょう．同じものだとするなら，生後どこかの段階で被曝した環境因子に起因するADHD様状態と生来性のADHDとのどちらにも同じ脳機能の変化が生じていることを証明しなければならないと思います．そうでないと同じ疾患とは言い難い．また，一般的に愛着障害と呼ばれるような乳幼児の情緒的不安定さが，状態像としてADHDのそれと類似して見えることはよくあることですが，この両者が同じ状態像と言えるか否かについても結論は出ておらず，重なり合う部分がありそうです．

　そういった点も，ADHDの均質性に疑問があるところで，概念の堅牢さに少し陰りがあるような感じもしてしまいます．

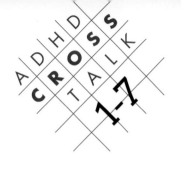

ADHD と ASD の併存について
―過剰診断につながっていないか

齊藤 では，第1章の山場をなすテーマとして「ADHD と ASD の併存問題」について考えてみたいと思います．この課題は併存診断が過剰に行われているのではないか，そしてそもそも ADHD が過剰に診断されすぎていないかという疑問につながるテーマでもあります．お二人はどうお考えでしょうか．

宮島 ではまず私から．

ADHD と ASD の併存

　MBD 概念の話もありましたが，神経発達症群自体がいろいろな併存疾患を持っているので，広い概念でまとめれば併存はあって当たり前という気がしています．そのため，不注意や多動といった症状が ADHD と ASD のどちらの診断にも当てはまる部分がある以上，中核群では区別することはできても，周辺群であれば ADHD と ASD の併存というのは十分に考えられるのではないかと思っています．

　ただ，確かに幼いときの診断であるほど両者の見分けがつきにくいと思うのですが，だからといって安易に併存という診断に走ってはいけないということは気を付けるべきと考えます．臨床の中では，ADHD であれ ASD であれ，症状群で診断していきます．保護者を含め，関わる大人にとっては同じ「多動」に見えても，本人たちにとっては ADHD の多動と ASD の多動とで「多動」の種類が異なっているのではないかと思うのです．具体的には ADHD の子は「あちこちに興味があるものがいっぱい，だから思わず動いちゃう」という感じ．一方 ASD の子は「今ここに座っていることより，目についたものが気になる，行かずにはいられず，そちらに集中・こ

だわりをもってしまう」という感じでしょうか．その違いを見分け
ようとする意識は絶対に持っていなければならないと思います．

過剰診断

　診断基準が社会に浸透しつつあります．というのも，インターネ
ットで調べれば誰でも見ることができる今，興味のある人にとって
は身近なものになってきているからです．もちろん医療界において
も同様に広まってきているわけですが，そのせいか，中核症状に当
てはまれば診断し，すぐ薬物療法と，初診の段階で薬物投与をする
医療機関があるという話も少なからず聞きます．ですから少し安易
な診断や治療に走りやすい傾向があるのではないかと感じています．
また現在の医学教育を見ても，「医療とは薬剤で治すこと」という
イメージがありますよね．そういったことも，薬物療法にすぐに目
を向けてしまう一因なのではないでしょうか．

　臨床で発達障害領域に関わっていると，薬を投与しても治らない
子たちがやはりいます．ですから，薬物療法の前に体制づくりをし
なくてはいけない．具体的にはその子たちの行動特性をとらえ，一
人ひとり違うことを理解し，個々が自尊感情を持てるように心を育
む体制を作ることです．そういったことが，回り道のようでいて実
はいちばん大事な基盤になるのかなと常々感じています．

齊藤　ADHD の過剰診断という点でいうと，大人の ADHD がか
なり注目されていますよね．ASD と診断されてしまっている ADHD
の大人がとても多い，いわば過小診断がなされている，という見解
を先日耳にしました．こうした議論が生じてくること自体，発達障
害の二大疾患である ADHD と ASD の境界線が，DSM-5 が 2013
年に両者の併存を認めたことによって曖昧になってしまったからで
はないかと思えてきます．その点について飯田先生はどうお考えで
しょうか．

飯田　患者さんの症状のとらえ方についてはまさに宮島先生のおっ
しゃった通りで，それぞれ多動の理由をよく聞いてみると，それが
ASD によるものなのか，ADHD によるものなのかが判断できると．

同じ多動でもそれなりに違いがあるというところまでわれわれは診ていく必要がありますよね．

「ADHD と ASD の併存」という観点で昔を振り返ってみると，ADHD だと思ってメチルフェニデート（リタリン®）を使って，多動が治ると ASD が出てくるということがよくあったのですね．つまり，この子は ADHD 症状の背後に ASD が隠れていたわけです．だから ASD と ADHD は併存するだろうというようにそのときは思われたわけです．

しかし，その後出てきた DSM-Ⅳでは ADHD と ASD の併存が認められていませんでした．多動があっても「それは ASD の多動でしょう」と言われてしまうと，ADHD と診断ができなかった時代でしたので，正直つらいなと思っていました．それが DSM-5 になって併存が認められるようになると，今度はやたら ASD＋ADHD になってしまって，これはこれでいかがなものかと問題になるわけです．DSM-Ⅳが厳しくしていたのにはそれなりの理由があったんだなということを感じることも多いですね．

ただ，よく考えてみると，ADHD と ASD というのは，本来疾患概念は異なるものです．しかし，一見同じように見えて，明確に区別するのも難しい．それには，両方とも前頭葉機能の障害があって，機能上の問題で重なる部分があるということも大きな要因だと思います．また，神経発達症群の各疾患ではリスク要因や神経生物学的特徴が重なることが多く，そのために表現型も重なり，併存となることが多いのですね．リスク要因の一つである遺伝について見てみると，ADHD と ASD の遺伝相関は 0.54～0.87 と高く見積もられていて[6]，その点からも両者が併存するのはもっともだ，という話もあるようです．

さまざまな議論がありますが，われわれが実際に臨床で診断するとき，まずは，この人は ASD 単独で考えられるかどうかをていねいに診る必要があると私は思っています．易刺激性や情緒不安定，衝動性などがあると，プラス ADHD というように安易に考えやすいところがあると思うのです．そうではなくて，その症状は全部

ASDで説明がつけられないだろうかという見方から始まって，どうしてもプラスADHDでないとわからないなというときだけそうしておかないと，抗ADHD薬を使ったにもかかわらず効かなかった，ということが起こる．そのあたりを注意した診断と治療が必要だとは思っていますが，病態的にはやはり併存することもあるのだろうとは思います．

齊藤　ありがとうございます．精神科医と小児科医というお二人の立場の違いから，微妙に異なるベースで話されたと感じましたが，それにもかかわらずとても一致する見解でもありますね．

　「併存症か鑑別診断か」という観点からADHDとASDをとらえなおすためには，まず不注意，多動，衝動性という3症状があくまで一般症状であることを明確にする必要があると私は考えています．つまり，ADHDの特異的症状とされるこの3症状が他の疾患の症状でもありうるという点への注目です．3症状のどれか1つがすごく目立っているというだけで「はい，ADHDです」と診断してしまうという姿勢は過剰診断の原因となります．DSM-5でも鑑別すべき疾患としてあげられている統合失調症や双極性障害，抑うつ障害，不安症，物質関連障害，解離症，あるいは被虐待体験を持つ子どものいわゆる愛着障害などは，いずれも3症状のどれかが目立ってくることのある疾患です．このように不注意，多動性，衝動性がさまざまな疾患の症状として現れる一般的な症状であることを踏まえると，ADHDの診断にはかなり厳密な姿勢で臨む必要があると考えます．本当にADHDでなければ説明できないのかということについて，医師はきちんと判断をしなければならないのです．

　ASDもまた，幼い頃から多動性や衝動性を示すケースが多い疾患であることは間違いありません．それらの症状が現れているのはADHDを併存しているがゆえなのか，それともそれらの症状そのものがASDの症候ととらえるべきなのかはなかなか繊細な判断となるのではないでしょうか．先生方は典型的な自閉症児たちを多数診てこられたと思いますが，あの典型的な自閉症児の多くは非常に

JCOPY 498-22918

多動で衝動的でしたよね．あの子たちは ADHD を併存した ASD だったのでしょうか．

飯田 とてもそうは思えないですよね．

齊藤 思えないですね．私たちの世代の児童精神科医はその状態像全体が自閉症，現在でいう重症度の高い ASD の固有の症候であると見てきました．

そのように考えてみると，ASD も不注意，多動，衝動性の 3 症状を持ち得るということをやはりわれわれは考えておかねばならない．DSM-Ⅳから DSM-5 への改訂の過程で，それまで両者ともに診断できるケースでは広汎性発達障害（現在の ASD）と診断すべきであるとされていたものが，両者の併存診断とすべきであるとルール変更され，そのとたんに，DSM-5 が ASD の診断のための指標症状として作成した症状一覧（DSM-5 における基準 A と B）にあげられている症状が，あたかも ASD 症状のすべてであるかのごとき錯覚が起きてしまったというわけです．

ADHD の過剰診断という問題ですが，もしそれが実際に生じており，それを予防する手立てを考えねばならないとすれば，生物学的な指標が確立していない現在にあっては，操作的診断基準である DSM-5 に厳密に準拠した評価過程を経て診断する以外に方法はありません．「注意欠如・多動症─ADHD─の診断・治療ガイドライン 第 4 版」に資料として掲載されている「子どもの ADHD 臨床面接フォーム」[*7)] を用いて，少なくともトレーニング中はこれに従った診断を何ケースか実際に取り組んでいただくと，ADHD 診断の感覚を身につけ，診断力をアップさせることにとても役立つと思います．実際にやってみるとかなり時間もかかりますし，全ケースの診断に用いよというのには無理がありますが，この感覚を掴めれば，併存症の診断を含めた ADHD 診断の能力は自然に育っていくと思います．そういうことをわれわれは愚直に実践していくしかないのでしょう．それをしないとやはり過剰診断はすぐに起こってしまう問題なのだと思います．

宮島 私は今東京家政大学で週 1 回クリニックを開いています．

● **ADHD 臨床面接フォーム**
「注意欠如・多動症─ADHD─の診断・治療ガイドライン 第 4 版」に巻末資料として掲載された DSM-5 準拠の半構造化面接用フォームで，基本情報聴取用フォーム，ADHD 診断のための半構造化面接用フォーム，併存症診断・評価用フォームの 3 部構成となっている．

その中で月に1度東京医科大学から研修医の先生が来ていて，彼らが半構造化面接をやっています．慣れてくると聞き忘れたことも出てきて，あとで苦労することもありますが，研修医の先生方が来てからは，彼らのトレーニングにもなるし，私も聞き漏らしがなくなるということでとても助かっています．やはりこういったフォーマットがあることは大事ですね．

齊藤 クリニックでは初診でさえ30分から45分くらいで済ませなくてはならないとよく聞きますよね．ですから現実的に言えば，「子どものADHD臨床面接フォーム」はトレーニングの資材として使っていくのが精一杯だとは思います．ただ，忙しい臨床の中にあってもこのように体系だった診断過程の構造をきちんと意識している必要はあるのではないでしょうか．

■ ASD・ADHD 併存問題のまとめ

齊藤 本当にASDの併存という課題はデリケートな問題ですね．ADHDとASDの位置関係というのは，実は1つの疾患スペクトラムの中に，ADHDの典型とASDの典型を各々位置づけることができるのかもしれません．あるいは，もしかしたらADHDとASDとSLD（specific learning disorder）*で三角形をなす平面のどこに位置するかという構造かもしれません．神経発達症群に含まれる諸疾患がそれぞれ互いに相関しあいながら全体として1つの複雑な系をなしている空間の一点として，個々の発達障害者を位置づける時代が来れば，この併存の問題の見通しはだいぶよくなるのではないかと，これは私の夢想にすぎませんが．

宮島 まさにそんな感じがします．それこそ先ほどのMBDの時代と神経発達症の今と，やはり何か通じるものがあって，ADHDとASDを明確に分けようとしたことで逆に矛盾が生じている可能性もあります．やはり成長とともに表在する症状が変わって当然だと思うのですね．

　最近経験した例ですが，学校の先生からの紹介で，多動が目立つ

● **SLD**（specific learning disorder）
限局性学習症（DSM-5）の原語．読字，書字表出，算数能力などに限局した困難さがある発達障害の一つである．

と相談がありました．ただ，その子は小さいころから明らかに ASD の子だったのです．相談を受けて，そのときはしぶしぶメチルフェニデート塩酸塩徐放錠（コンサータ®）を処方したのですが，学年が変わり，先生が変わった途端に，離席が多かった子が座れるようになった．結局，先生と合わなかったのが原因だったようです．そのことからも，環境が変わるだけでよくなる子がいるというのがわかりますよね．

　齊藤先生がおっしゃったように，確かに一見コンサータ® も効くかもしれないけれども，本質的には関わる人間や環境で結構変わるのではないかと思います．ADHD という診断が独り歩きしてしまうと，大人のいいように治療を組み立てられてしまう可能性が出てくるのでは，という危惧が最近あります．

齊藤　「大人のいいように治療が組み立てられる」という発想はいいですね．やはりそうあってはならないということですよね．

宮島　それこそ齊藤先生がさまざまな場所でお話しされている「自尊心（self-esteem *）」とも関わりが出てくるように思います．

　自分が大事だということを伝えることがとりわけ大切です．私は 9 歳から 10 歳ぐらいのときに「あなたの行動はこういうことで損をしているのではないかな？　それをよくするためにこの薬を飲んでいる．君はどう思う？」というように説明をしています．本人の意見も聞きながら，本人中心の治療ができるように持っていくと，主治医との関係が構築されやすいと考えます．

　やはり治療を開始するときは大人の都合に合わせるような治療になりかねない．治療が終わる段階では本人の自尊心が向上しているよう目指すことが，われわれ主治医として付き合ううえで大事なスタンスかなとは思っています．

● self-esteem

自己肯定感，自尊感情，自尊心，自己評価などと訳され，自分の良いところも悪いところも含めて，そのままの自分を認める感覚で，自分を尊重することで他者や周囲も認め，互いに尊重しあえる土台となる．

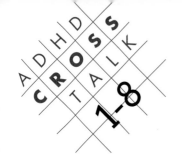

自尊心（self-esteem）の向上について

齊藤　自尊心の向上を強調していましたら，ある研修会で「自尊心の改善を ADHD 治療の主目標にした場合，ADHD の人間が好き勝手なことをやるというようなことが起きてくるのではないか．それは治療か．甘やかしではないのか」という質問が参加しておられた先生からありました．なかなか激しい先生だなと思いましたね（笑）．

　私が自尊心の向上を強調するあまり，やりたい放題やらせている，というように受け取られる表現になっていたのかもしれませんが，自尊心の向上というのはそういった水準の問題ではありません．自尊心の向上とは肥大した尊大な自己愛性を目指すと言っているのではないのです．自尊心は最早期の養育環境と関連したアタッチメントの展開の中で形成されていく基本的信頼，すなわち「この世界にいてよい存在であり，養育者（母親が中心）に喜ばれる存在である」という実感を核に形成されていく自己肯定感に他なりません．その自尊心の傷つきと低下が ADHD の子どもの生育過程に生じやすいとしたら，それは ADHD の治療・支援の大切な対象あるいは目標となるのは当然と言えるのではないでしょうか．そもそも尊大な自己愛の肥大化は，しばしば乳幼児期の自尊心の傷つきから生じる防衛的な反応なのだと私は考えています．

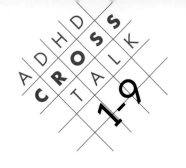

ADHD の病因論と病態論

齊藤　生物学的な観点から病因論をとらえるとすればそれはまず遺伝子ということになりますね．そして第二の生物学的病因として胎生期の環境要因との相互作用ということになるのではないかと思っています．また現在では，triple pathway など症候の発現に関係する脳機能のシステムが少しずつわかってきていますね．そういった脳機能システムの障害がいつか病因論として明確になるのかもしれませんし，もし遺伝子が同定されたら，ある遺伝子の組み合わせが脳機能障害を引き起こし，その起こされた脳機能障害が症状を作る，という二段構えの病因論になっていくのかもしれません．そのあたり，私自身があまり理解していないので，病因論と病態論を混同するという混乱を起こしているかもしれません．

　まず，飯田先生に ADHD の病因と病態についてご説明いただいてもよろしいでしょうか．

飯田　まず遺伝子の話からしましょうか．

遺伝子

　遺伝研究で最もよく行われるのが双子の研究（双生児研究）ですが，双生児研究の結果から，ADHD の遺伝的影響は発症要因の 76％とされています．特に発端者の第一度近親者の発症相対リスクは 5〜9 倍と言われていますので，遺伝傾向はかなり強いのだろうと思われています．

　そしてその候補遺伝子についてメタ解析が行われた結果，ドパミン経路関連遺伝子のドパミントランスポーター（DAT1），DRD4，DRD5 や，セロトニン経路関連遺伝子の 5HTT，HTR1B が ADHD 発症リスクを高めることが示されました[6]．ただ，個別のマーカー

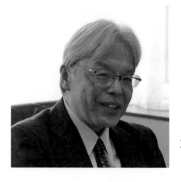

飯田順三

として，実質的な影響を持つ遺伝子の同定は，現時点ではうまくいっていません．その失敗の理由についてはよくわかっていないのですが，ADHD が異種性であることと関連しているのかもしれない，とも言われています．

ですから，ADHD 発症には何らかの遺伝子が関連しているのだろうと．そしておそらく 1 つの遺伝子ではなくて多因子遺伝なのだろうと想定されてはいるのですが，その責任遺伝子は今のところ見つかっていないのが現状です．

ただ，遺伝子だけで ADHD が規定されるわけではなく，当然環境との兼ね合いもあります．具体的にエビデンスとしてあるものは，たとえばドパミンのトランスポーターの遺伝子（DAT1）やドパミン DRD4 の特定の遺伝子多型を持っている子どもでは，お母さんが妊娠中に煙草を吸うと，その子どもが ADHD 症状の影響を受けるというものがあります．逆に言うと DAT1 や DRD4 の関連遺伝子を持っていない子どもの場合には，お母さんが妊娠中に煙草を吸っていてもあまり ADHD にならないのですね．つまり遺伝子があって，環境要因があって，初めて ADHD 症状が発現してくるということです [8]．

また，逆に環境要因があって，それが遺伝子に影響を及ぼすという，epigenetics というのもあります．環境によって遺伝子の発現が変わってしまうことで，ADHD 症状が作り上げられる場合もあるということも言われています．

そういったことから，症状の発現には遺伝要因と環境要因の相互作用が関係していると思っています．

胎生期環境要因

　胎生期の環境要因も ADHD 症状発現に関係していると言われています．具体的には，お母さんの喫煙や飲酒，抗けいれん薬・抗不安薬の使用，ストレス，甲状腺機能低下のようなもの，さらに NICU に入っているような環境や，低出生体重，早産，胎内感染，妊娠中の出血のエピソードなどもあげられます[9]．産後に関連するものしては，ヨウ素の不足，ビタミンB欠乏，鉄，鉛中毒，PCB といった産業汚染なども ADHD に関係するのではないかと言われています．

脳構造

　脳構造の観点からみると，ADHD の子どもは脳が小さいと言われている．特に前頭葉のあたりでもともと脳が小さい，また脳の厚さ，皮質の厚さが薄いと言われています．また，最終的には追いつくけれども，脳の発達が遅れていると．脳の大きさ，皮質の厚さは薄いけれども，それがだんだん年齢とともに追いついてくるという過程をたどるということも言われています[10]．

　脳化学的にはドパミンの調節障害が最も言われていますね．

脳機能

　脳機能の面から言うと，脳の前頭皮質と線条体との connectivity の問題，それから前頭皮質，頭頂野の賦活の低さが言われています．それから先ほど triple pathway という話も出ましたが，実行機能，報酬系，時間処理の問題も指摘されています．それは，前頭前皮質や背側線条体の活動低下から起こる抑制の障害と，腹側線条体，側坐核，眼窩前頭皮質の3つの部位の活動低下から起こる報酬系の障害が ADHD に関連するだろうということです．

　最後に，最近よく言われているのは default mode network（DMN）*

● **default mode network（DMN）**
fMRI において課題活動時に鎮静化しており，安静休息時に活発に活動する領域が発見され，default mode network と呼ばれる．頭頂葉内側部（楔前部），後部帯状回がその中心部であり，前頭葉内側面，中側頭回も含まれる．DMN は覚醒休息中に自分に対する内省，過去の振り返り，未来の予測などを行う，とりとめのない思考をする場所と言われている．計算や実行機能課題など目標達成に向けた認知活動では活動が減弱する．

● 顕著性ネットワーク
島および前部帯状回か
らなるネットワークで,
外界に生ずる変化が生
体にとってどのような
意味を有するのか, そ
の意味づけを行い, 眼
前にある重要なものを
浮かびあがらせる働き
をしているネットワー
クと考えられている.
また DMN と実行機能
の切り替えに関与して
いるとも言われている.
DMN と顕著性ネット
ワークが認知機能障害
との関連で注目すべき
ネットワークと考えら
れている.

の関与です. DMN とは, 本来安静時に活動するものですが, ADHD
者では課題中にも活動してしまって, うまく抑制できないという問
題があるだろう [11), とも言われています.

　ごく最近は「顕著性ネットワーク」*も取り上げられていますね.
顕著性ネットワークとは, DMN (安静時) と遂行機能ネットワー
ク (活動時) とを切り替える際に活動する脳内ネットワークです [12).
課題を与えたときに注意を集中させるためのその顕著性ネットワー
クがうまくいっていないのではないか, とも言われています.

齊藤　どうもありがとうございます. では宮島先生はどうお考えで
しょう.

宮島　先ほど飯田先生も未熟性のことをあげていらっしゃいました.
われわれ小児科医が, 低出生体重児や早期産児などの子どもたちを
診ていると, 症状としては ADHD の行動にぴったり当てはまるけ
れども, いわゆるピュアな ADHD とはちょっと違う未熟性がある
ように感じます. 早期産児は前頭葉の成熟が未熟な状態で生まれる
のは当然なので, 前頭葉の成熟が大きく影響しているのかなと思い
ます.

　世界中で多因子説について論じられています. 遺伝気質, 素因に
ついては先ほどの双生児研究がありますし, 第一度近親者で 5〜9
倍というように, 親子の関係性の中において遺伝して当然であるこ
とから, 遺伝素因がベースにあることは間違いないと思います. た
だ, それにプラスして, いろいろな環境要因, 特に胎生期からの成
長に影響するようなもの, さらには生まれてからの刺激的な媒体を
含めての影響も無視できません. 身体的要因としては未熟な子たち
というのが一つのモデルとなるかもしれません. のちほど取り上げ
る, 併存やいろいろな症状の合併にも絡んできますけれども, 脳の
成熟過程では大脳だけではなくて小脳なども不器用さとか失敗体験
につながることがあるかなと. それは先ほど飯田先生が言われてい
た処理速度とも関係すると思います.

　飯田先生が詳しく説明してくださいましたので, 私が最近感じて
いることをお話しさせていただきます. NICU で働いたときに, 妊

娠中のお母さんたちが葉酸などの神経の成熟に不可欠なものが十分に摂取できていないということを感じました. ただ, 最近のアンケート調査[13]で, 妊娠中に葉酸が必要である, ということを知っているのは60%程度である, との結果が出たようです. しかし, それ以外の栄養バランスについてはよく知らないと. そういった妊娠中に摂るべき栄養素といった情報の欠如も問題の一つではないかと思っています.

生化学的な面

生化学的な面から言うと, ドパミン, ノルアドレナリン, セロトニンの機序は, 仮説とはいうものの, かなり関与しているだろうと私も考えています. ドパミンが前頭前野や報酬系に存在することを考えると, 中枢モノアミン*系の臨床症状は, 発達障害にも当てはまるのではないかと思っています (図2).

● **モノアミン**
ドパミン, ノルアドレナリン, セロトニン, ヒスタミンなど神経伝達物質の総称である. そのうち前三者は精神疾患と密接な関連性が示唆され, 子どもの発達障害(神経発達症群)においても治療薬の作用機序から重要な働きをしていると考えられている.

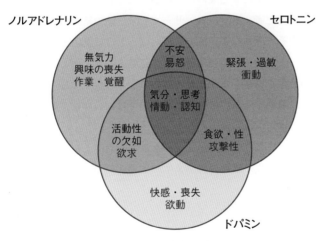

図2 脳内モノアミン系と行動・臨床症状

ドパミン再取り込み阻害薬, ノルアドレナリン再取り込み阻害薬, さらにはセロトニン作動薬という機序を考えると, その症状に合うものと, やはりここにもオーバーラップがあります. そこで逆に今

度は薬物の有効性から考えて解明していくことによって，均質性と異種性，さらには見せかけの症状とそうではないものを考えることができるのかなと感じています.

　よくコンサータ・トライという言い方があるようですけれども，本当に治さなければ症状は何に由来するかということを考えるうえで，この脳科学的な考えは薬理作用からも有効だと思います.

脳構造機能

　大脳は前頭前野，皮質のネットワークの構築であり，やはり昨今，DAMP症候群と絡んでADHDの子どもたちには小脳の巧緻性，円滑性について何か機能的に未熟性があるのではないかと考えています.

　特にモノアミン系と，われわれの行動とのバランスを考えていくことによって，その次に続く二次障害のことも含め，成熟過程のネットワークがまだ未完成のときだからこそ成功体験を増やすということが重要と考えます. コンサータ®の治験の結果からも，未熟なときこそその有効性が期待できるというものであると私は理解しています. こういった薬理作用的な脳科学を考えていくことが，これからの治療を構築するうえでいろいろな併存症状や併存疾患を考えるときに解明する糸口の一つになるのではないかなと期待しているところです.

齊藤　先生方は今おおむね共通のところをお話しになっているわけですが，飯田先生は今の宮島先生のご説明についてどうお感じですか.

■ 小脳の関与

飯田　小脳の話はとても大事ですね. 小脳の発育によってADHDの症状はかなり変わるのではないかと思っています. 実は，思春期から小脳のボリュームが急に小さくなる一群があって，ADHDが成人期以降にはっきりしてくるのはこの群の人たちなのではないか

という話もあるのです．こういった話もありますので，ADHDの小脳の研究はこれからどんどん進んでいくのではないかと思っています．

齊藤 小脳の障害はADHDに具体的にどのように関与していくのでしょうか．

飯田 小脳というのは，大雑把に言うと「距離を測る」機能を持っています．ですので，人との距離感の取り方や優先順位のつけ方，先を見越した行動がうまくできない，といったことが考えられるかと思いますね．こういった機能は前頭葉だけかと思っていたのですが，小脳の関与もあるのではないかと．

齊藤 小脳というのは「動作や行動のパターンを作る」といった機能もあったかと思いますが，そういった機能の障害がADHDのある種の不器用さに関与するのかなとも思ったのです．もしくは「衝動性」といった症状についても，パターンを固定できずに表出する行動が衝動的に見えるといった面もあるのでしょうか．

　ところで，時間機能というのは脳のどのあたりに関わるシステムなのですか．

飯田 いちおう小脳だというように言われています．

齊藤 これも小脳なのですね．そう考えると，ADHDを理解するうえで小脳は中心的な役割を果たしていそうですね．

■ DMNについて

齊藤 もう一点，この本を読む読者たちもきっとそうだと思うのですが，DMNは私には今一つわからないというのが正直なところです．ぜひ飯田先生に詳しい説明をお願いしたいものです（笑）．

飯田 functional MRIという非侵襲的脳機能測定法を用いて，脳の活性部位を調べる研究があったのです．それについて研究していたレイチェル（Raichle）という人が，何も課題を与えていない安静時に脳が活動する部分があることを発見しました．さらに，その活性部位は，課題を与えたときに活動している部分とちょうど対称的に

動くということを発見したのです．つまり，課題遂行中には活動せ
ず，安静時（ぼーっとしているとき）に活動している部分があると
いうことがわかったのですね．この脳の活動が default mode network
（DMN）と呼ばれています．また，人において DMN が見られる
部位は前頭葉内側部，後部帯状回などと言われています．

　さてその DMN ですが，ADHD の人で見てみたところ，課題を
やっているときにも DMN が活動し続けていることがわかったので
す．つまり，ADHD の人の脳内では，課題時に治まるはずの DMN
が活動し続けてしまうことによって，課題に集中できずに雑音がた
くさん入った状態になっているのではないかと考えられたのです．

齊藤　本来 DMN というのは，意識的な活動を脳がやめて，安静
状態になったときに，安静になったとはいえ，その背景では実はい
ろいろな作業をしているという理解でよいでしょうか．たとえば瞑
想とか．

飯田　そうですね．もともと動物では，何もしていないときに本当
に何もしていなかったらいつ襲われるかわかりませんので，何もし
ていないように見えても，いちおう周りに気を配っている．それは
自分を守るための活動部位として使われているのではないかと言わ
れている部分．また人間で言うと，何もしていなくてもとりとめも
なく何か考えていると，常に雑念みたいなものがあって「今日は晩
御飯をどうしよう」とか「あのとき，あれをちょっと間違ったな」
というのは何となく思っていると．そういうのが DMN という部
分なのだろうというように考えられています．

齊藤　そういう中でふと創造的なイメージが湧いてくるといったこ
ともあるのですかね．

飯田　あると思いますね．

齊藤　DMN を使い切る，使いこなすといった発想は可能ですか．

飯田　逆に言うと，そういう意味で，そのようにポジティブに DMN
が一生懸命活動しているときに何かいいイメージが湧いてくるとい
うこともおそらくあるのではないでしょうかね．

齊藤　瞑想や禅，あるいは最近注目されているマインドフルネスと

いったようなこととも何か関連があるのでしょうね.

　いずれにしても，意識的に集中して作業しているときにDMNの活動が出現するのは，やはり雑音と考えてよいのでしょうか. そうであれば不注意症状とも関係あるのでしょうか.

飯田　関係ありますね. たとえば，学校の先生の話を聞いていなければいけないときに，本当は先生の話を聞きたいのに，後ろのほうでしゃべっている声や，ページをめくる音といったちょっとした雑音がパッと耳に入ってきてしまうという感じですよね.

齊藤　野生動物がうとうとしながら，しかしその周辺でカサッと音がしたり唸り声がしたりという音をパッと拾ってアラートになる，いわばその予備的な状態を休みながらずっと続けている. あれが本来のDMNの機能なのではないでしょうか.

　このDMNが作動している状態にあるときと，何かに集中して作業しているときという，この2つの状態の間を調整する，すなわちスイッチを入れたり解除したりしているという機能はどこにあるのでしょうか.

飯田　それが顕著性ネットワークにあるのではないかというように言われているのですね.

齊藤　なるほど，スイッチそのものですね. こういった面からも症候の背景がみえてくると，治療・支援法をめぐる発想も広がってくるように感じています. 少し理解できました. 飯田先生，ありがとうございます.

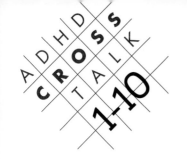

ADHD の症候,
特に二次障害の出現過程

齊藤 次に二次障害の出現についての議論を少しさせていただければと思います. このことについては, 宮島先生はどうお考えですか.

宮島 精神科の先生方には釈迦に説法ですが, モノアミンについてです. もちろんまだ仮説の面がたくさんあるかと思いますが, ADHDとモノアミンの関係性の深さを私も実際に感じています. そのため, 二次障害出現の問題もやはり脳内モノアミンの特徴を踏まえて変化していくのではないかと思います. それは成長の中での成功体験と失敗体験とのバランスもある気がします.

　もう一つ, 二次障害の出現にはやはり環境要因が関与していると思います. 脳そのものに未熟さを抱えたうえで, 不適切な養育環境といった環境要因は, 結果的に二次障害として現れ, 集団への不適応状態を強めていく可能性は日々の臨床で実感しています. やはり, 神経の成熟過程に充実した心の安定や適切な養育環境は不可欠だと思います.

齊藤 では, 飯田先生はどうお考えでしょうか.

飯田 宮島先生のおっしゃるとおりで, 環境要因が大きく二次障害に関わってくると思います. 環境要因といってもいろいろありますが, 親の低学歴や社会階級, 貧困, いじめ, 虐待, ネグレクト, 家族内の不協和などが二次障害に大きく関係するだろうというように言われています. また, 自尊感情はアイデンティティの形成に不可欠ですが, ADHD の子どもは自尊感情が低い傾向にありますので, アイデンティティの形成が不十分な場合にはそれが二次障害に発展することもありますよね. また親の精神疾患もおそらく二次障害と関係するだろうと言われています.

　ただ, 一つ注意しておきたいことがあります. 環境要因が二次障

害に関係するといったときに，最も関係するのはやはり親子関係です．そうするとやはり母子関係について注目されてしまいますので，二次障害はお母さんのせいか，という話になりがちです．しかし，これはお母さんのせいだけではない，ということに私たちは常に気をつけているべきだと思います．

　乳幼児期の親子関係では子ども側にはお母さんに守ってもらおうという気持ちがあり，一方親側はそう思う子どもを「よしよし」と思う，という関係性があります．ただ，そういった感覚が子ども側に足りなかったり，うまく伝えられないために，親側もうまく反応できない，ということがあるのです．この応答は，子どもが発信するものに対しての反応になるので，こういった情緒的な応答がうまくできないのは，決して親側の問題だけではなくて，子ども側の問題でもありますから，お母さんのせいだけで二次障害になるわけではないのですよね．

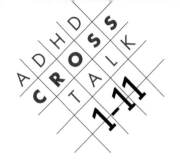

ADHD の子どものアタッチメント

● **アタッチメント**
アタッチメント「愛着」とも言われる.乳幼児期の母子関係に見られる子どもの母親への接近の欲求および行動が一体化した現象で,母親の子どもへの没頭と相互に影響しあい強化しあう交流の様式である.

齊藤 飯田先生がいま話された問題も,ADHD を含めた発達障害の子どものアタッチメント*ともつながっていると思います.

飯田 そうですね.ADHD を含め,発達障害の子どもは,お母さんへの認知・認識が遅れてしまうため,母親を安全地帯と見なせないのですね.安心できないために,お母さんへのアタッチメントが遅れる可能性があるのです.そうするとお母さんもうまく反応を返すことができない.そういった意味では,ADHD の子どもに愛着障害といったものがもともと存在するかもしれないとも思いますね.

齊藤 ADHD の子どもの場合,体質的な多動性や衝動性の高さに引きずられ,アタッチメントは乳幼児期の早期から母親を含めた不特定の他者に拡散して向かう傾向があるため,本来母親に焦点化されたアタッチメントの展開過程で発達していくはずの他者とのコーピング・スキルは未熟な状態に留まるアタッチメント障害に似た特徴がしばしば見出されます.一方で虐待によって生じる愛着行動を誰彼かまわずに向ける脱抑制型のアタッチメント障害は,子ども側には一定の焦点化したアタッチメントを形成する能力があるにもかかわらず,親側からそれを拒絶したり,両価性の高い応答しかできなかったりといった状況で形成されていくものですね.このように,アタッチメントの障害あるいは不全と言っても,ADHD によるものと虐待によるものでは,その発現要因も発現過程もまったく異なると言ってよいと思います.

飯田 そういうことですね.

齊藤 ADHD の子どもは非常に人懐っこく,褒められるのが大好きですよね.ADHD のアタッチメントはある面で過剰なアタッチメント行動が特徴であり,問題は誰彼かまわないといったアタッチ

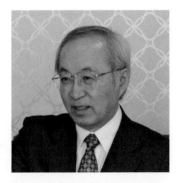

宮島　祐

メント対象の焦点化ができにくいところにあるのでしょう．宮島先生はアタッチメントのことを含めてどうお考えですか．

宮島　エントレインメント現象*というのがありますよね．親から差し出すサインが子どもの安心感を生み，子どもから出てくる，たとえば子どものにおいなどがお母さんのオキシトシンやプロラクチンの分泌を促すということが研究[14)]で明らかにされています．こういった研究の結果からも，親子の相互関係というものの重要性は見えてくると思っています．

　特に都会では，昔に比べ地域との連携が乏しく，比較的限られた環境の中で育ってきている傾向がありますので，親側も十分なアタッチメントの経験がないまま育ってきた可能性があると思うのです．そういった親は，子どもにどうやって触れ合えばいいのか，経験としてわからず，子育てに不安を感じてしまうと．アタッチメント不全の連鎖のようなことが起こりうるのではないかと感じています．

　また，最近はバギーに子どもを乗せることが多いせいもあるのか，上手に抱っこして安心感を与えることの苦手なお母さんたちをときどき見かけます．ADHD の子の親に限らず，世間一般としてそのような傾向が強くなっているように感じます．子どもが泣いているとスマホを与えたり，自分の声ではないものであやそうとする．そういった行動は，子どもとの愛着形成を育てるチャンスを逃しているような気がしているのです．

齊藤　宮島先生がおっしゃったような場面は私も最近頻繁に見かけ

● **エントレインメント現象**
同調性やシンクロニーとも呼ばれ，対話中の互いの話し方や声の調子などが同調し類似する現象を指し，この現象は生まれたての子どもと母親との母子相互作用の中にも存在する．

るようになりました．たとえば，バギーに乗った1歳くらいの子がいます．言葉はまだないけれども，声を出しながらお母さんの方に目を向けます．ところがお母さんはスマホを見ていてまったく気がつかないし，反応しない．そういった母子関係で果たして人間関係の相互性が育っていくのかと思ってしまう．もちろん，上手に子どもと関係をとっているお母さんもたくさんいらっしゃいますが，子どもの反応に無関心ではないかと心配になってしまう場面も見ることがあります．今の社会的風潮なのでしょうかね．

　そういった観点からも，現代の乳幼児にとってのアタッチメント形成について問題意識を持つことが現在の子どものメンタルヘルスを考えるうえで必須なのではないでしょうか．

　いずれにしても，先生方のお話にあったように，ADHDをはじめ発達障害から派生する『二次障害』こそ，出生後の環境との外傷的な相互作用から結晶化してくるのだという点に注目する必要があると思います．相互作用なので，母親だけの発信ではなく，子ども側からの発信もまたアタッチメントの質の決定に関わっています．

　アタッチメントを議論する際，母親にしがみつくこと，くっつくことによって信頼感や自己肯定感が生じる，という面に焦点が当てられていますが，忘れてならないことは乳幼児期のアタッチメントの現場で子どもの『自己 (self)』が育まれるという点です．主観としての己の心を知り，同時にそれを受け取り反応する他者の心を知る．その過程を通じて，子どもは他者の心がとらえた己の姿を感じとる．それは他者の心を鏡として，そこに映る自己を感じとり，主観的自己とのすりあわせをすることでより現実的で実態に近い自己像や自己感を得ることにつながっていく．これはメンタライジング (mentalizing)* 15) という心理的機能を通じたアタッチメントの理解でもあります．

　自己というイメージあるいは感覚は，主観性の世界に泡のように浮かび上がる生理的な感覚や内的なイメージから自己を感じるところから始まると私は考えています．それはおそらくイメージと感覚の未分化で混沌とした世界であり，おそらく人はそれを『自己』と

● メンタライジング
Allen によれば，人が他者の行動を見たとき，それはその他者固有の（すなわち自分とは別個の）動機や感情によって生じていることを想像し解釈することである．

JCOPY 498-22918

対象化してとらえ説明することができない世界なのだと思います．そういうものを感じ続けている，そのような原始的な『自己』体験は典型的な自閉症児であっても持っているものではないでしょうか．

　目の前にいて，目を合わせて自分に声をかけ注目してくれている他者が，何を思っているのか，どんな感情を自分に向けているのかをとらえるメンタライジングの能力を，子どもはアタッチメントを通じて徐々に拡大していくのだと私は考えています．それに従って子どもは相手が，それは乳幼児には養育者たる母親ですが，その母がこの自分をどう感じ，どう思っているのかを知ることができるようになります．そうなると「ああ，こうしている自分はママに喜ばれる自分」とか「こうする自分はママが嫌がる自分」とか，母親の心に映っている自己のイメージを感じとることを通じて主観的自己感だけではカバーできない，立体的で輪郭の明瞭な自己像が徐々に見え始めるのだと思います．

　結論的に言えば，アタッチメントはメンタライジングの展開の舞台であり，メンタライジングはアタッチメントを推進し，アタッチメントの様態を変化させる，すなわち変態を促すのです．何を言っているかというと，アタッチメントというものは母親にしがみつくことを前提とした現象でありながら，同時進行的に母親から離れていくことを準備し実現する過程でもあるということです．それを支え発展させるのがメンタライジングなのです．こう考えるとアタッチメントというのは，「離れるためにくっつく」という弁証法的な過程なのだと思えてきます．

　ADHD の話に戻りますが，ADHD の子どもはハンディキャップの部分も含めて自分を受け入れ，支えてくれる養育者や環境を得ることができれば，純粋に ADHD の特性を持つだけの大人に育っていくことができるはずです．しかしそれは理想であって，現実には多少のすれちがいから児童虐待と呼んでよい水準までの多様な逆境的体験を ADHD の子どもは持つことが多く，そこから派生した二次障害を多かれ少なかれ併せ持つことになるのが普通です．

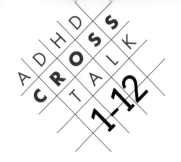

生後の環境要因（特に児童虐待）は ADHD とどう関連するか

齊藤　よく話題になる虐待と ADHD の関連についてはこの章で触れておきたい課題だと思います．すでに話題になりましたが，児童虐待によって生じる状態像は ADHD と重なるところがあると言われています．確かに DSM では，生後の環境要因によって ADHD が発症する可能性について，明確には否定していません．ただ，それでは ADHD になるのはやはり養育環境のせい，親のせいなのでしょうか．それはないですよね．私たちはその偏見とずいぶん戦ってきたはずです．ですから，虐待によって生じた愛着障害と ADHD とを可能なかぎり分けるべきだと思うのです．これは ADHD 概念にとって大変重要な問題ではないでしょうか．これについてご意見をいただきたいと思います．

宮島　私は小児科医ですので，ADHD と診断したあとの虐待による症状増悪した後の経過などについては，精神科医にお願いしているのが現状です．小児科医というのは，胎生期から成熟していく過程に寄り添っている立場だと考えていますので，大脳・小脳の成熟過程として最も重要となる時期（乳児期・幼児期・学童期）にバランスのよい食事が与えられることや，心理的な安心感や心の居場所となるような環境が作られることがいかに重要かは身に染みています．福井大学を中心とした研究などを見ても，この時期の不適切な養育が，中枢神経の充実に不利益を生じさせることは明らかですね．

　そのため，生後の環境要因として，不適切な環境にいる子どもたちに（ADHD と診断するかは別としても）ADHD 類似の症状が関与することは明白ではないかと考えています．

齊藤　どうもありがとうございます．では，飯田先生はいかがでしょう．

飯田　まず一つは，ADHDの子どもが，虐待やネグレクト，養育不全を受けやすいということは結構あるのではないかと思います．不適切な養育下で育ったADHDの子どもが，ADHDプラス養育不全といった形で症状が悪くなるということはあると思います．具体的には，併存症を有する，ODD，CDなどの二次障害を呈する，自尊感情の低下，思春期以降の予後不良，パーソナリティ形成への悪影響などが考えられますよね[16]．

　では，今宮島先生がおっしゃったように，虐待だけでADHD症状が起こるかというと，起こると思うのですね．しかし，先ほど齊藤先生がおっしゃったように，虐待で起こった脳障害によるADHD様症状と一般的なADHDによるADHD症状は，症状的にはよく似ているけれども，同じものと言っていいのかどうかについては別の問題だと思います．

　ただ，一見似たような症状を呈する理由の一つとして，オキシトシンの低下があげられると思います．両方とも測るとオキシトシンが低下しているのですね．そういったことや，人との関係性がうまくいかないといったところから，一見似たような症状になっているのだろうなというようには思っているところです．

齊藤　なるほど．ADHDの子どものオキシトシンの低下が関与するということですね．では，養育者と子どもの関係に問題が起きて，結果としてオキシトシンが下がってしまうという後天的な問題なのか，それともASDのように，ADHDの子の中にも先天的にオキシトシンの量がかなり低い子たちがいるのかという点についてはどうですか．

飯田　そうですね．そこはなかなか難しいところですね．

　少し話がそれますが，オキシトシンが下がっているASDの子どもにオキシトシンを投与するとASDがすごく改善するのかというと，そうでもないことがあります．オキシトシンを投与したときに「臨床的にみると随分よくなったよね」と思うことがあるのです．ただ，それは何がよくなったのかというと，アタッチメントではないかと思います．アタッチメントの部分がよくなったから一見よ

くなったように見えているだけで，ASDの本態とはまた別の話かもしれません．そのようにとらえるとわかりやすいと思っていて，ADHDでも結局そういうことがある．ADHDの本態とは別に，アタッチメントの部分がもしかしたらオキシトシンの低下でそのようになってきているのかなというように思いますね．

齊藤 オキシトシンが対象希求性を高めるホルモン物質であるという点は確かなようですね．一方で，ADHDの子どもというのはとても人懐っこくて，褒められたら天にも昇るみたいな面も持っていますよね．これはどうとらえたらよいのでしょう．むしろオキシトシン過剰なのでしょうか（笑）．

飯田 そうですね．確かにそういう子もいますね．

宮島 ちょっと褒めるともう本当にニコニコとする．難しいですね．

齊藤 もちろん，ひどい虐待を受け二次障害的に非常に反抗的になっている場合にはあまり表には出ませんが，そういうケースを除けば，人懐っこさというのはADHDの子によく見られる特徴です．相手が自分を傷つけないとわかると急にニコニコして近づいてくる，そんな感じですね．ADHDでない子どもの場合にはそんなに簡単にニコニコしないし，ADHDの子どもほどは簡単に人を信じないと思うのです．そのあたりにADHDの遺伝特性がどこかで関与しているのではないかと感じます．何かそうした要因が関与していないかぎり，あんなに共通して対象希求性が高い状態になるとは考えにくいですから．

　一方で，ADHDの主症状とされる衝動性と多動性は，親からすれば頭にくるようなことばかりやってしまうという傾向がありますから，どうしても親の怒りを引き起こしやすいですね．そうした傾向がしばしば虐待という現象を引き寄せてしまうのだろうと思います．また，遺伝要因がADHDにはそれなりに関与しているのであれば，ADHDの子どもの親がADHD特性を持っている確率はそれなりに高いと思われます．そして，ADHD特性を持った両親の衝動性の高さは，子どもの衝動的行動化への反応あるいは対応を虐待的なものにする可能性を高めるのではないでしょうか．そのよう

に考えると，ADHDの虐待という現象への親和性は，加害者側か被害者側かを問わず，かなり高いと考えるべきでしょうね．

　一方，ADHDではなく，虐待だけの関与によって衝動性が高まり，自己評価の低下や他者信頼感の低下が生じるために，非常に反抗的かつ衝動的になるケースがあります．そういったケースとADHDだけのケースとを区別できるでしょうか．

飯田　私もそんなに多く虐待のケースを診ているわけではありませんが，虐待を受けている子は人を見るときに「こいつは俺より上か下か」という，自分が支配する側か，支配される側かというものの見方で相手を見るという感じがする．また，天邪鬼なこと，本心と反対のことばかり言うという印象があります．それはADHD単独の子には当てはまらないかなと．

齊藤　確かに．ADHDの子は概して素直で，へそ曲がりではないですからね．

飯田　そういう違いがあるように感じますね．

齊藤　これはDSM-5の脱抑制型対人交流障害とADHDの違いということですね．

　ADHDの子どもが近所のおばちゃんなどいろいろな人に懐いていく．そしてわりとかわいいので，家に上げておやつをくれたりするおばちゃんも多いかもしれない．そのおばちゃんがこれから出かけるという忙しいときにその子が現れたので「今日は駄目ね」「明日は大丈夫だと思うけれども，今日は帰ってね」と言ったら，その子はすごく腹を立てて「うるさい！」「ケチ！」などと叫んで，「何，この子？」とおばちゃんが思ったというようなことが起きる．ここまでの出来事は虐待による脱抑制型対人交流障害でも起きますよね．

　そして，次の日，ADHDだけの子どもは，まるで昨日のことはなかったかのようにケロッとして（実際覚えていないかもしれません），「ねえねえ，おばちゃん，今日はいい？」というようにまた人懐っこそうに近づいていく．ところが重度の被虐待体験を持ち，脱抑制型対人交流障害の傾向を持つ子どもは，もうおばちゃんには近寄れない．彼らはまた拒絶されることの苦痛に耐えられないからで

す.

　これはちょっと単純化しすぎているかもしれませんが, 多分 ADHD の子どもの衝動性と虐待を受けた子どものそれとを区別し見分ける指標になるかもしれません. ADHD の子どもは他者への信頼感をそれなりに獲得していますから, 次の日にまた接近することが可能なのです. それに対して, 対人関係において傷つけられた子どもは, 拒否されたらもう一度近寄る動機を持てない. また相手に拒まれることに耐えられません. この違いは, もしも両者とも典型例であるなら, 見分けられそうな気がしますね.

宮島　そのとおりだと思います. 今ふと脳裏に浮かんだのは, 児相 (児童相談所) 絡みの子で, 典型的な ADHD 症状を示す子なのです. 一方, 私が関わった子どもたちには, どちらかというと ASD 併存が多かったなというのを改めて感じています. 非言語性投影法を実施すると差が浮かび上がってくるかなと考えています. 児童相談所からは「不注意で教室で集中できないようだけれども, どうですか」というふうに紹介されて来るわけです. その子たちはこだわりの面が強くて, 終始一貫するような形で自分が傷ついた場面からは遠ざかろうとする. どちらかというと, 内向的になってしまっている子たちが多いかなと思います. ただ, それは ADHD ではなくて, 私が経験した虐待の子たちは ASD が多かったなというのが改めて感じています.

齊藤　ASD の子どもも結構虐待されますからね. かなり扱いにくい面がありますから.

　ADHD の子どもと大人との関係は虐待的な関係になりやすいという問題があるのは今みなさんと話し合ったとおりです. その中で忘れてならないのは, ADHD をめぐる虐待的親子関係の形成しやすさが, 子どもだけでなく親をも傷つけ追いつめているという点です. ADHD 的な子どもに腹を立てながら, 返す刀で親である自分の養育能力や対処法に疑問を持ち, 強い罪悪感を抱える親が少なからず存在するのです. 追い詰められると, 互いの介入に過敏になって, 愛着と憤りが激しく火花を散らす混沌とした気分や関係を相互

に作り上げてしまうようです．結果として，双方とも攻撃性が亢進する一方で，自尊心の低下に伴う強い自己否定的な心性が形成されてしまいます．こういった関係性は親子双方のメンタルヘルスの深刻な危機ですので，治療や支援はこういったところにも目を向ける必要があると思います．

　後に触れるペアレント・トレーニングは，まずこの部分にアプローチし親子を支える技法です．ペアレント・トレーニングの優れたところは，お母さんたちが子どもの扱いに巧みになることだけではなく，お母さんたちがもう一度自信を回復していくことができるという点だと思っています．

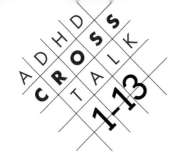

ADHD を持つ子どもは
どのくらいいるのか

齊藤 本章の最後に，ADHD の有病率あるいは発生率をどのように
とらえるかという点について聞かせてください．DSM-5 では「子
どもの 5%，成人の 2.5%」を ADHD の有病率としてあげています．
これが米国のコンセンサスとするなら，わが国ではどうなっている
のでしょう．飯田先生いかがでしょうか．

飯田 国内での研究では 2 つあります．2014 年の Nomura 先生の
研究[17] では，愛知県蟹江町 585 人の 5 歳児の行動について保育士，
保護者，医師，心理士に質問紙での調査や面接調査を行い，15.6
％が疑われ，フォローアップにて 5.8% が診断された，と報告され
ています．また，2003 年の高山恵子先生の研究[18] では，福岡県久
留米市の全小学校の教師を対象とし，DSM-Ⅳ準拠質問紙調査を行
った結果，6〜12 歳（12,906 名）の有病率は 95% タイル 5.6%，
98% タイル 2.6% と報告されています．

　国外の研究では，2007 年の Polanczyk の 102 研究のメタ解析[19]
というのが有名ですね．この結果でも 5.29% と言われていますので，
やはり有病率はおおよそ 5% から 5.5% 程度ということになります
ね．

---

2. 国外
　Polanczyk（2007）: 102 研究のメタ解析 5.29%. アフリカ
と中東が有意に低く, 北米, ヨーロッパ, オセアニア, 南アメリカ,
アジアは同様な有病率.
　プエルトリコ 8.0, タイ 6.5, 米国 6.8, ドイツ 17.8, オース
トラリア 11.2, コロンビア 11.3（これらは 1995〜2004）

齊藤　この国別に出しているのは，同じ Polanczyk の研究ですが，国によって随分違いますね．コロンビアなどの南米はサンバやタンゴに見られるように多動さには寛容ではないかと思ってみたら，案外厳格なのでしょうか．その一方でドイツがかなり高いですよね．

飯田　ドイツはきちんとした国だから（笑）．

宮島　やはりそうなるのですかね．

齊藤　この点について宮島先生はどうお考えでしょうか．

宮島　平成 24 年の全国調査の結果を見てみると，6.5％と示されています．学校の先生方に伺うと，クラスにだいたい 2，3 人 ADHD の子がいる，というのが実感として感じている数字のようなので，おおよそ 5〜6％程度というのは頷ける数値だと思っています．

　ただ，やはり本邦での大規模コホート研究の結果が待たれるというところと，ADHD の経年的調査の必要性を感じています．

齊藤　お二人がおっしゃった通り，100 人に 5 人くらいというのが妥当な数値でしょうね．最近の日本の風潮として，ADHD を併存する ASD がとても多いように感じています．しかし，ASD の有病率については DSM-5 が 1％としているようにかなり限定された有病率です．ではなぜ日本ではこんなに ASD が多く診断されるのでしょうか．

宮島　私自身も一時期，アスペルガー症候群の診断が多くなってしまいました．PDD（広汎性発達障害）という概念がなくなった要因の一つに，DSM の診断基準という名の下に拡大解釈が行われたというのは否めないかなと思います．

　やはり診断を明確にするためにも，わが国はいまどういう状況にあるかというのを調べなければいけないなとは思うのです．

齊藤　疾患概念の輪郭がわりあいはっきりしている ADHD で，わが国の有病率あるいは発症率が世界の平均的な基準とほぼ同じ数字であることを考えますと，ASD も 1％程度という有病率に近づくのではないでしょうか．わが国では ASD の過剰診断こそ再検討すべき課題なのかもしれません．

宮島　ありそうですね．日本人の生真面目さが浮かび上がらせてい

る可能性がありますね.

齊藤 ASD は横に置いておいて,ADHD は有病率 5% というあたりが合理的な数字ということですね.

■ 参考文献

1) ハインリッヒ・ホフマン作絵, 伊藤庸二訳. ぼうぼうあたま. 東京: 銀の鈴社; 1936.

2) Still GF. Some abnormal psychical conditions in children. Lancet. 1902; 1: 1008-12, 1077-82, 1163-8.

3) 通常の学級に在籍する発達障害の可能性のある特別な教育的支援を必要とする児童生徒に関する調査結果について. 文部科学省初等中等教育局特別支援教育課. 平成 24 年 12 月 5 日.

4) 日本精神神経学会, 監修. 髙橋三郎, 大野　裕, 監訳. DSM-5 精神疾患の診断・統計マニュアル. 東京: 医学書院; 2014.

5) Sonuga-Barke E, Bitsakou P, Thompson M. Beyond the dual pathway model: evidence for the dissociation of timing, inhibitory, and delay-related impairments in attention-deficit-hyperactivity disorder. J Am Acad Child Adolesc Psychiatry. 2010; 49: 345-55.

6) ADHD と多動性障害. In: アニタ・タバー, 他編, 長尾圭造, 他監訳. ラター児童青年精神医学. 原書第 6 版. 東京: 明石書店; 2018. p.925-43.

7) 齊藤万比古, 編. 注意欠如・多動症―ADHD―の診断・治療ガイドライン. 第 4 版. 東京: じほう; 2016. p.338-62.

8) Neuman RJ, Lobos E, Reich W, et al. Prenatal smoking exposure and dopaminergic genotypes interact to cause a severe ADHD subtype. Biol Psychiatry. 2007; 61: 1320-8.

9) 加賀佳美, 稲垣真澄. AD/HD の疫学 小児期. 日本臨牀. 2018; 76: 561-5.

10) Shaw P, Eckstrand K, Sharp W, et al. Attention-deficit/hyperactivity disorder is characterized by a delay in cortical maturation. Proc Natl Acad Sci U S A. 2007; 104: 19649-54.

11) Reichle ME, MacLeod AM, Snyder AZ, et al. A default mode of brain function. Proc Natl Acad Sci U S A. 2001; 98: 676-82.

12) Goulden N, Khusnulina A, Davis NJ, et al. The salience network is responsible for switching between the default mode network and the central executive network: replication from DCM. Neuroimage. 2014; 99: 180-90.

13) 平成 30 年度子ども・子育て支援推進調査研究事業. 妊娠・出産に当たっての適切な栄養・食生活に関する調査報告書. 株式会社日本総合研究所. 平成 31 年 3 月.

14) Klaus MH, Kennell JH. 竹内　徹, 他訳. 親と子のきずな. 東京: 医学書院; 1985. p.97-8.

15) Allen JG, Fonagy P, Bateman AW. Mentalizing in Clinical Practice. Washington: American Psychiatric Publishing; 2008. (狩野力八郎, 監訳. メンタライジングの理論と臨床―精神分析・愛着理論・発達精神病理学の統合―. 京都: 北大路書房; 2014.)

16) 齊藤万比古, 編. 注意欠如・多動症―ADHD―の診断・治療ガイドライン. 第 4 版. 東京: じほう; 2016. p.19-24.

17) Nomura K, Okada K, Noujima Y, et al. A clinical study of attention-deficit/hyperactivity disorder in preschool children--prevalence and differential diagnoses. Brain Dev. 2014; 36: 778-85.

18) 高山恵子. 通常学級に在籍する AD/HD 症状をもつ学童の実態調査: AD/HD のある子の地域での支援システムのあり方に関する調査研究. 平成 14 年度文部科学省委嘱研究（第 1335 号）「特別支援教育のあり方に関する調査研究事業」報告書. 2003. p.9-14.

19) Polanczyk G, de Lima MS, Horta BL, et al. The worldwide prevalence of ADHD: a systematic review and metaregression analysis. Am J Psychiatry. 2007; 164: 942-8.

第**2**章

ADHDの
診断・評価をめぐって

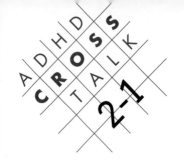

DSM-5 による操作的診断によって 診断を行うとはどういうことか

齊藤　第 2 章では ADHD の診断・評価について話し合いたいと思っています.

　どのように ADHD の診断を行っていくのか，診断に必要なものは何かということを中心に，みなさんの専門性を踏まえてお話をしていただきます．各々の専門性の違いによりかみ合うところとかみ合わないところが明らかになり，すりあわせができたらよいと思います.

　今の ADHD 概念はやはり DSM-5 の疾患概念に準拠すべきでしょう．そのため，ADHD を診断・評価するうえで何が問題になるのかということを DSM-5 に沿って考えてみたいと思います.

■「子どもの ADHD 臨床面接フォーム」についての解説

齊藤　DSM-5 に沿ってきちんと診断をするということになると，やはり半構造化された診断過程を意識せざるをえません．そこで「注意欠如・多動症―ADHD―の診断・治療ガイドライン 第 4 版」では「子どもの ADHD 臨床面接フォーム」を掲載し，これに沿った診断を標準とするよう提案しています．これについて簡単に構造と内容を紹介します.

　この臨床面接フォームは，「基本情報聴取用フォーム」，「ADHD診断のための半構造化面接用フォーム」，「併存症診断・評価用フォーム」，「まとめ」の 4 部から成り立っています.

　まず 1 つ目の「基本情報聴取用フォーム」は患者の背景にある基本情報を拾うものです．主訴から始まって，現病歴，成育歴，既往歴，家族歴を，これだけは聞いておきたいということで項目にあ

げています．中には遺伝負因や二次障害につながる背景要因が拾い出せるような項目もあります．○×で記入できるところは○×にしていますが，具体的に記入しなければいけない部分もあります．成育歴については中学生・高校生年代まで記載するようになっています．

2つ目がDSM-5に準拠した「ADHD診断のための半構造化面接用フォーム」で，臨床面接フォームの本体です．DSM-5の診断基準に従ってA〜Eまであります．

ただ，DSM-5日本語版の文言をそのまま用いますと，半構造化面接では聴取を受ける親やその他の養育者には理解しにくい部分が少なからず存在すると感じましたので，作成にあたり表現上の修正や追記をしましたが，日本語版のDSM-5の表現を大きく逸脱することのないよう気をつけました．

ADHD診断のための半構造化面接用フォームであげた「基準」のAの内容はDSM-5とまったく同じです．たとえば「○○の症状の基準を満たす」という質問項目を，もし満たしていればチェックを入れる，というような形式になっていて，一つひとつの症状を明確に確認するということを求めているわけです．

それから基準のB〜Eは，症状項目（基準A）が該当した場合にADHDと診断するにはこれらを満たさなければならないという「条件」にあたる部分です．それらの条件をきちんと満たしていることを確認してチェックを入れるという形で，DSM-5の診断基準を満たす診断が導き出せるように考えられています．

3つ目は「併存症診断・評価用フォーム」です．これは第1部と第2部に分かれていて，第1部はADHDに併存する可能性がかなり高い疾患を集めました．自閉スペクトラム症（ASD），反抗挑発症（ODD），間欠爆発症（IED），素行症（CD），重篤気分調節症（DMDD）があります．DMDDを第1部に入れたのは，IEDとの区別がとても大事だと思うからです．ただかんしゃくを起こすだけなのか，背景に抑うつ的な気分の存在を示唆する所見があるのかという点に注目して診断してもらいたいからです．これらの疾患が

ADHD に併存していた場合は見過ごさないようなチェックリストになっています.

「併存症診断・評価用フォーム」の第2部は, 第1部にあげた諸疾患以外のADHDの併存症として生じる可能性がそれなりにある疾患です. 知的能力障害群, コミュニケーション症群, 限局性学習症, 運動症群, 排泄症群, 睡眠−覚醒障害群, 反応性アタッチメント障害, 脱抑制型対人交流障害, 分離不安症, 社交不安症, 全般不安症, パニック症, 広場恐怖症, 強迫症および関連症群, うつ病, 持続性抑うつ障害 (気分変調症), 月経前不快気分障害 (PMDD), 適応障害, 心的外傷後ストレス障害, 双極性障害のいずれかがあればその病名にチェックを入れることになります. もちろん, ここに挙げた疾患以外は発症しないという意味ではありませんから, 第2部の最後に「その他の精神疾患」という記入欄を設けました.

以上, 第1部・第2部にあげた諸疾患がADHDに比較的よく見る併存症ですから, これらを見逃さないためのチェックリストです.

そして4つ目は「まとめ」として「ADHD診断の結果」「依存症診断の結果」を記入する文字どおり「まとめ」です.

以上のフォームにあるチェックリストにまんべんなくチェックを入れながら, ADHDであるか否か, ADHDであるならばどのような併存症を併せ持っているのかということを, 少なくともこのリスト内の疾患については見つけ出していただきたい. それをきちんと実践することで, このフォームに書いていない併存症も見えてくると私は思っています.

■ 「子どものADHD臨床診断面接フォーム」の考え方・使い方

齊藤 さて, このフォームについて説明しましたが, このフォームを使った診断を行うと, 確実に1時間前後はかかります. 毎回の診療でこれができるか, という話になりますよね.

飯田 そうですね.

齊藤 ですから, この診断フォームを使わなければADHDが診断

できないというものではありません．推奨ではありますが，必須ではないのです．ただ，やはり初心者は言うまでもなく，初心者ではないと思っている方でも自分の癖を知るために，一度や二度はこのフォームを使って診断してみることをお勧めしたいと思っています．その経験を通じて，ADHDの全体像をとらえることのできる診断・評価法が身についていったら，おのずから診断フォームを使う必要はなくなるはずです．

　やはりこの診断フォームは実臨床では詳細すぎて使いにくいという面も間違いなくあります．これの作成にあたっては飯田先生も宮島先生も関わってくださいましたが，この点いかがお考えですか．

飯田　そうですね．齊藤先生がおっしゃるように，ADHD の診断をこれまであまりしたことがない人に診断のイメージを持ってもらうということ，それから ADHD と鑑別すべき疾患や，併存する疾患を理解してもらうためにもこのフォーム[1] は役に立ちますので，ADHD に関わる先生方には少なくとも 1 回はやってもらいたいですね．一度でも経験すると，診断にあたって頭に描いておきたいものが何となくイメージできるようになると思います．

齊藤　小児科の領域では，どのようにこのフォームはとらえられているのでしょうか．

宮島　小児科が，基本的に母親の妊娠中から子どもの成長を辿っていく科である以上，半構造化面接は必須ですので，小児科領域においてはこのフォームに抵抗感はあまりないように感じています．

　確かに，このフォームをどの程度まで使って診断するかということに議論はあります．しかし，初めて ADHD を診断する方はどこに重きをおくべきかわからないことも多々ありますので，やはりこのフォーマットを使った診断を 1 回は経験していただきたいですね．このフォーマットに準じて診断していって，やり方・考え方をトレーニングすることで，診断において大事な点が見えてくるのではないでしょうか．

齊藤　ありがとうございます．ADHD 診断のトレーニングに使用できること，診断の感覚を身につけるために経験してみるべきとい

うことは，みなさん共通ですね．いずれにしても，やはりきっちり
と DSM-5 に準拠した診断手順の全体像を理解し使いこなすように
なるためのトレーニングツールとして活用していただければ作成者
としてうれしいです．

■ DSM-5 による診断の妥当性と課題

齊藤　次に，そもそも DSM-5 による診断は妥当なのか，課題があ
るとすれば何なのかということを先生方にお聞きしてみたいと思い
ます．まずは宮島先生いかがでしょうか．

宮島　DSM-Ⅳの時代に専門家に向けたアンケートをとった[2] こと
があるのですが，その際，95％の先生方が DSM に従っていると
回答しています．実際私も DSM に従って診断していますし，妥当
性は高いように思います．診断の際には，「しばしば」という頻度
と「症状が 2 つ以上の状況で存在する」という状況，さらに「生
活するうえでの困難さがあるかどうか」という 3 点を特に意識す
るようにしています．妥当性をより高めるという意味でも，この点
をきちんと考えて診断しているかどうかということが，DSM-5 を
使う側の問題だと思います．

　課題としては，やはり併存問題があげられるのではないかと思っ
ています．今回の DSM-5 になって一つは ASD などの関連疾患と
の併存が認められました．特に ADHD は ASD とのグラデーショ
ンのようになっていることをしばしば経験しますので，DSM-Ⅳか
ら DSM-5 に転換する際に臨床に沿った記述に変わったと感じてい
ます．ただ，やはり曖昧なところも出てきてしまっているのも現状
だと感じています．

齊藤　どうもありがとうございます．では，飯田先生，お願いしま
す．

飯田　妥当性として，DSM-5 が 9 項目のうち 6 つ以上といった規
定を作ったのは，いろいろな統計学的な解析を行って，科学的にし
たことなので，尊重されるべきだと思います．また，宮島先生が言

JCOPY 498-22918

ってくださった3点も妥当性が高いと日々感じていますので，われわれは診断するうえで常に意識していなければならないと思います．

　一方で，操作的診断の限界も感じています．

　まず，精神科医というのは，小児科医の先生と違って初めから子どもに関わっているわけではありませんので，生まれたときからのことを縦断的に見る視点に欠けている場合があるのです．そういった場合には「子どものADHD臨床面接フォーム」を知らないでいきなりDSM-5で診断を付ける，つまり，病歴などをきちんと聴取せずに，横断的に項目に当てはまるかどうかだけをみてしまうことになります．それはやはり危険で，間違いが出る可能性がありますよね．

　次に9項目のうち6つ以上という規定についてです．もちろんこの規定には妥当性があると思っていますが，やはり問題もあると思っています．たとえば不注意が6つ以上あって，多動が3つしかない場合，それはADHDと診断できます．しかし，不注意が5つあって，多動も5つあるという場合には診断基準には該当せず，ADHDではない，ということになりますよね．この場合，両者にはどのような違いがあるのか，本当にそのような診断をしてしまっていいのだろうかと．このような例はおそらく経験されている先生方も多いと思いますし，操作的診断基準*では常につきまとう問題だろうと思っています．

　ですので，われわれは限界もわかったうえでADHDの診断をしなければいけないと考えています．

齊藤　今の飯田先生のご発言からの連想ですが，DSM-5にヒットするADHDと，臨床判断としてのADHDというのはピッタリ重なってはいないのではないかと思うのです．やはり両者の間に少しズレがあるような気がしています．

飯田　そうですね．

齊藤　お二人にDSM-5による診断のよさと，限界や課題に触れていただきました．まず，DSM-5はADHDの疾患としての枠組み

● **操作的診断基準**
原因不明なため，検査法がなく，臨床症状に依存して診断せざるを得ない精神疾患に対し，信頼性の高い診断を与えるために，明確な基準を設けた診断基準である．

を非常に明確に示しているという点で，診断のための大切なツールになっていることは事実です．ただ同時に，DSM-5 の診断基準というのは，疾患であることを明確に診断するという目的に絞り込んだツールであるということを忘れてはいけないと思います．そして，必ずしも DSM-5 の診断基準 A の中にある 18 個の症状リストだけで現実の ADHD の状態像が規定されているわけではない，ということも承知していなければなりません．

　あの診断基準 A にあげられている 18 個の症状以外の症状は併存症のそれだととらえるある種のデジタル思考は間違いだと私は思っています．そもそも ADHD の状態像や ADHD の症状とは何かという課題は診断基準 A とは独立した疾患の症候学の領域なのです．DSM-5 の診断指標としての症状一覧と ADHD の疾患としての症候学は重なりこそすれ同じものではなく，症候学はより広い領域なのです．DSM-Ⅲ（1980）の登場以来このあたりの混乱に精神医学は陥っており，まだそれに歯止めがかかっていないという印象を持っています．

　ですから，DSM 体系の持つよいところをできるだけ利用しながら，一方では限界も承知しているという姿勢が大切ではないかと考えています．また，総合的な疾患論と，DSM に従った診断や疾患概念とは次元が異なる領域であると考えておかねばならないと考えています．

　それから，飯田先生がおっしゃった 9 項目のうち 6 個以上という規定についてです．DSM-5 の診断基準において，17 歳以上では診断基準 9 項目のうち少なくとも 5 個以上の項目に当てはまる場合に ADHD と診断できます．一方 17 歳未満の子どもを ADHD と診断する場合には，9 項目のうち 6 個以上の項目に当てはまる必要があります．ただ実際の現場では，不注意，多動・衝動性の両方が各々 5 個ずつしか当てはまらない，もしくは 5 個と 4 個といった組み合わせである場合も多々ありますよね．そのような診断基準を満たさない状態でも，診断基準を十分に満たすケースとほぼ同じような不適応状態に陥っている子どもが実際には珍しくありません．

飯田　はい.

齊藤　ADHDと明確に診断できない場合でも，生活の中での困り度は相当なものになっている場合には，臨床家として，ADHDに準ずる治療を行ったほうがよい，と判断したいケースがあります. これがおそらくDSM-5の「特定される注意欠如・多動症（other specified ADHD: OSADHD）」*にあたるのではないかなと思うのです. OSADHDと同様ADHD診断アルゴリズムを満たさないケースの評価としてDSM-5がもう一つあげているのが「特定不能の注意欠如・多動症（unspecified ADHD: USADHD）」*です. 前者はどの条件が満たさないためにADHDと診断できなかったかを明確にしている場合の診断名，後者はその満たさなかった条件を明確にできない，あるいは明確にしない場合の診断名です. もちろんどちらもADHDに準ずる困難を持っていることが明らかな場合にだけつけるべき診断名です. しかし，実際にはどこがADHD診断を満たさないかが明確なOSADHDならADHD治療に準ずる治療対象とすることがあると考えるのが適切だと思います. USADHDは分類上の意味はあっても，臨床的にはきわめて限定的な診断名と考えるべきでしょう.

　ともあれ，これら二つの疾患概念は便利であるがゆえに乱用されてしまう危険があることを忘れてはならないと思います.

飯田　またどこで線を引くか，難しい話ですよね.

齊藤　そうなのですよ. OSADHDは治療対象にしていい，というコンセンサスが世界的にあります. 最近耳にすることが増えてきた「（発達障害の）グレーゾーン」と呼ばれる領域もADHDに限って言えばOSADHDとほぼ同じ領域を指しているのでしょう. しかしわが国でこれを強調すると，もうやたらと診断されるようになるのではという懸念もあります. ただ，本当にOSADHDであって，支援や治療を必要としている子どもが間違いなく存在する以上，OSADHDを頭ごなしに否定するのではなく，後に触れる過剰診断に十分配慮しながら，必要とするケースにはその診断が妥当か否か慎重に評価していくという姿勢が合理的ではないでしょうか.

● 特定される注意欠如・多動症(other specified ADHD: OSADHD)
DSM-5の疾患名の一つで，ADHDの特徴をある程度持っていて，それによる困難をはっきり持っているが，何らかの診断基準に抵触し（たとえば不注意症状も多動・衝動性症状も4〜5症状しかない小学生），そのためADHDの診断はできない場合に，その満たさない条件を明確にしたうえで選択する診断名である.

● unspecified ADHD (USADHD)
DSM-5ではADHDの特徴を持ち，それによるはっきりした困難が認められるものの，何らかの診断の条件を満たさないためにADHDと診断されない場合に，その条件についての説明をしないか，あるいはできない場合に選択する診断名とされている.

DSM-5 は非常に鋭敏でシャープな診断基準なのですけれども，まだ曖昧なところがたくさんあることは否定できません．また，併存が広く認められたことによって，安易に併存という診断に流れてしまう可能性があるということが，DSM-5 が現時点で持っている課題なのかなと思います．

それでも，名人芸，職人芸だった精神科診断学が身近なものになったという点では，DSM-5 の功績は大きいと思います．

飯田　そうですね．また，DSM-5 では「症状のいくつかが 12 歳になる前から存在していた」と以前の 7 歳から年齢が引き上げられたこと，また，不注意優勢型や，多動衝動性型といった枠組みというか分類が，「特定」ではなく「存在」という表記になったことも，診断がつけやすくなった要因だと感じますね．

齊藤　とりあえず「不注意優勢」や「多動衝動型」といった固定的なサブタイプではなく，今どの症状が優勢かという点を判断すればよいということですよね．変化せずにずっと続くという意味に誤解されやすい「型」という下位分類的な考え方を捨てたということでしょうか．

飯田　そうなったという感じがしますね．

宮島　DSM はいわゆる統計と疫学調査のためのものですね．ですから，齊藤先生が言われたように，中核群とその周辺にいる周辺群，あるいは以前 PDD-NOS* などと呼ばれていたものの置き場所が，先ほどの OSADHD に該当します．OSADHD という分類がないと，結局今までの統計値とまったく変わってしまうので，疫学調査を行ううえで難しくなってしまいますね．

飯田　そうですよね．

宮島　OSADHD が統計上明確になる領域として定められたことから考えれば，こんなに便利であり，かつ的を射ているものはないかなという気はします．ただ，その周辺をどのようにとらえるかは，実臨床で保護者にお伝えするときや診断書を書くときに，微妙な悩みを抱えますね．

● PDD-NOS（pervasive developmental disorder not otherwise specified: **特定不能の広汎性発達障害**）
DSM-IV-TR で定義された広汎性発達障害の一種で，広汎性発達障害の特徴は有するが診断の基準を満たさない場合に用いられ，ICD-10 では非定型自閉症などがこのカテゴリーに含まれる．

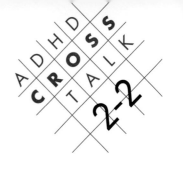

ADHD の主訴，どんな状態像や 問題から ADHD を疑うか

齊藤　今度は ADHD の主訴，状態像，症状について考えてみましょう．まず，患者さんと出会った際に，何をきっかけに「この子は ADHD かな」と感じるのかということについてお二人の考えを聞かせてください．

飯田　そのように問われると，なかなか難しいですね．いろいろなことを総合して，と思っているのですが．ADHD の診断基準に書いてあること以外で自分が思ったことを考えてみました．

　小さいとき（幼児期）でしたら，スーパーに連れていってもすぐどこかにいってしまって迷子になる，よく親から離れていってしまう，危険なことに平気で手を出す，普通の子だったら怖がっていかないような高いところまで平気で上っていく．診察室の場面では，すぐに診察室の道具をウワーッと触ってグチャグチャにする，新しい機械を見るとすぐ手を出してすぐ壊すなどといったことがあるかと思います．

　小学校に入る頃になると（児童期），連絡帳をまったく書いていない，板書しても字を飛ばす，音読しても 1 行飛ばす，お母さんに渡さなければいけないプリントを渡さない，ランドセルの中がグチャグチャ，などがぱっと思いつきますね．

齊藤　なるほど．宮島先生は小児科の立場ですから，幼児期の子どもに接することがより多いと思いますが，幼い子では何がヒントになり得ると思いますか．

宮島　低年齢層では「多動」「衝動性」が目立つイメージがあります．乳児期では，やはり多動がポイントですね．落ち着きがない，そわそわして絶えず動いている子．結果的に始歩の時期が早くなる子（9，10 カ月）も多い気がします．少し大きくなってきて歩き出せ

るようになってくると，飯田先生もおっしゃったように迷子になる，道路への飛び出しなどもよく聞きますね．小学生くらいになってくると，すぐに手が出るなどといった衝動性も目に付くようになってくると思います．また診察室の場面では，私とお母さんとが話しているとき，必ずといっていいほど無邪気に話に入ってきますね．

　10歳以降になってくると，多動が減り，衝動性と不注意が目立ってくるように感じます．衝動性という点では，他に注意を向けなければいけない場面でも自分の興味を優先させてしまう，不注意という点では，年齢相応の書字ができない，読み違い，期日を守らないといったことがあげられると思います．

齊藤　なるほど．幼児期には不注意は外からはほとんどわかりませんから，何と言ってもヒントは多動性と衝動性ですね．不注意優勢の場合はおそらく小学校に入っても，「まあ，この程度はよくあるでしょう」などと言われるレベルに留まっていることが多いと思います．ただ，中学生あたりの思春期からそれを過ぎた青年期と呼ばれる年代になると，自分という意識に関わる自己感や自己像の結晶化，そして同一性の確立へと向かう心理的過程が優勢になってきますので，不注意のみが優勢なADHDの青年が「不注意な自分」をめぐって苦しみ始めることが多いような気がします．それに対して幼児期や学童期に見つかるのは，ほとんどが多動性や衝動性が目立つ子どもで，その子どもがもう少し年齢を重ねる間に徐々に不注意さの存在にも気づかれるようになる．こういう順に症状にスポットライトが当てられていくということですね．

　このように，ADHD者の年齢によって表面に出てくる症状や問題が異なることが多いということは承知しておきたいですね．

　あとは，少し言い過ぎかもしれませんが，多動・衝動性が優勢なADHDの子どもは初診の日にすでにそれと気づくことが結構多いように思います．何となくわかりますよね．名前を呼ばれて診察室に入ってくる際の勢いのよさというのは，他の疾患にはあまりないですよね．

飯田　そうですね．

齊藤　あえて間違いやすいといえば，躁状態の子どもくらいですが，そこは区別がつきますね．そもそも「半月前からADHDになりました」ということは絶対にないわけですから．また，診察室のおもちゃで遊び始めると，お母さんと話しているときに聞こえてくる音が違いますよね（笑）．

飯田　そうです．

宮島　そのとおりです．

齊藤　ガチャガチャ，ガチャガチャ，ガチン，ガチャンみたいな．そんな音を聞いて，もしかしてADHDではと思うことが結構あるような気がします．

宮島　あります．

齊藤　初診で名前を呼んでから親子で診察室に近づいてくるときの音も違うような気がします．

宮島　ドアを開ける前でも足音が違う，それからガラッという開け方も勢いが違いますね．

齊藤　そう．経験を積んでくると，そんな診察室外での何気ない物音からさえADHDを想定することができます．そういう点では，やはり初診は大切だとあらためて思います．

宮島　大事ですね．

齊藤　ええ．しかも待合室で待っているところからの観察が大事です．

飯田　そうですね．

齊藤　そこでの親子の姿をチラッと見る余裕が，われわれの臨床にあるかどうかというのも診断の的確さを左右するかもしれませんね．

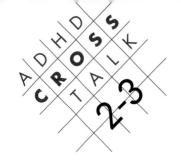

ADHD の成育歴の注目すべきポイント

齊藤　ADHD の成育歴の注目ポイントを，整理しておきましょう．まずは宮島先生いかがでしょうか．

宮島　特に小児科医は定型発達児の運動発達や言語発達を意識したうえで，違和感を感じる点には注意しておきたいと思っています．

　まず乳児期に注目するポイントとして，寝つき，抱っこ，始歩期，かんしゃくがあげられると思います．寝つきについては，良い場合と悪い場合がありますね．日中エネルギッシュに動き回っている場合にはぐっすり寝る一方で，昼間にあまり動かなかった場合には，その分夜に動いてしまう．日中からの行動によって差は見られますが，多動を反映しているのだろうという点において重要なポイントと感じています．抱っこについては「抱っこしていても反り返ってしまってじっとしていない」とおっしゃるお母さんたちがいらっしゃいます．ASD のほうがより顕著な印象もありますが，ADHDでもよく聞く訴えの一つです．また，先ほど述べたとおり，絶えず動いていてじっとしていないため，定型発達児に比べ運動発達が早く，結果的に始歩が早いという印象もあります．あとは気分をうまくコントロールできず「かんしゃく」という言葉が当てはまるような行動が見られます．これについても ASD 児のほうが多いですが，ADHD にも考えられる症状だと考えています．

　幼児期になると，とにかく動き回る．そのため，道路への飛び出しや車との接触など危険な場面が多くあります．お母さんたちに「何か心配することはありますか？」と聞いても「何もありません」と答えられるので，具体的に「車に轢かれそうになったことはありますか？」と聞くようにすると「ある」と答えることがよくあります．すべてがクローズドクエスチョンではいけませんが，お母さんたち

は事故が起こらなければ大丈夫と思っていることが多いので，ある程度導く質問も必要なように思います．少し引っかかることがあったときに，「タンスの上にのぼっていることはありますか」「テーブルに上ってましたか」などといった質問をすると，「そう言えば活発で無邪気に遊んでいました」と答えられるお母さんがいらっしゃいます．そのような場合でも最初の問診票には何も書かれていないというのはしばしば経験します．具体的な質問を意識することは重要だと思いますね．

また，ASDとの鑑別も含めて，その子のマイブームについても気にしておきたいところです．ADHDの子の場合，診察室でミニカーなどその子の興味のあるもので遊ばせておいても，何かほかに興味ができるとそちらに移っていく，といった興味の移り変わりがあるように感じます．ASDのようにこだわりの強い子は興味を移すことなくずっと一つのことで遊んでいますよね．

それから私は診察の際にご褒美の「約束守れたシール」をあげています．希望のシールを貼ってあげるのですが，それをすぐに剥がすのがASD的で，貼ったら次にもっと貼ってというのがADHD的だと感じます．ADHDの子からはもっとやってほしいといったエネルギーを感じて，こちらに働きかけてくる気がします．そのため，日常生活でその子がどんな遊びをしているのかをお母さんたちに聞きながら，興味を持っているもの＋αが出てきたときの反応を知ることも，一つの手掛かりになるのではと思っています．また，偏食も少ない印象がありますね．

齊藤 飯田先生はどうお考えですか．

飯田 宮島先生がおっしゃったことのほかに，成育歴においては出産時や妊娠中のことから診ていかないといけないかなと思います．妊娠中の喫煙歴，分娩時の異常や，NICUに入った既往などを聞いておくのは大事です．それから，首のすわり，始語，始歩などなどのマイルストーンもおさえておいたほうがいいように思います．ものすごい多動にもかかわらず全体的に遅れているという子どももいるのですよね．そういった場合には知的発達症*との鑑別が必要に

● **知的発達症**
従来精神遅滞や知的障害と言われていたもので，全般的知能の欠陥と日常生活における適応機能の障害があり，それらが発達期に発症するものを示す．

なってくるので，この情報は重要になります．あとは当たり前ですけれども，1歳半健診や3歳健診のときのことについて聞いておく必要があるのではないかと思います．

齊藤　ありがとうございます．成育歴というのはADHDを絞り込んでいくだけではなくて，広がりというか，併存症的なものにも目を向けなければならないということですね．

■ 抱っこ

齊藤　宮島先生がおっしゃった「抱っこで反り返る」についてですが，従来，この特徴はASDによく見られるものとされていました．ただ，抱っこしても静かに抱っこされていない，もがいたり反り返ったりしてばかりといった母親の訴えはADHDでもよく見られます．だから「抱っこで反り返る」という言葉は同じでも，ASDとADHDとで質が違うのではないかと思うのです．同じ反り返りでも，その違いを見抜いていくことも，成育歴の大事なポイントかもしれませんね．

宮島　おっしゃるとおりです．

齊藤　抱っこされるとASDの子が反り返るというのは，なぜですか．

宮島　どちらかというと，私は感覚過敏の影響ではないかと思っているのですが．

飯田　そうですね．何か触られたときの感覚が落ち着かない感じなのでしょうね．

宮島　ASDの子の場合は，お母さんしか駄目，お母さんとお父さんならいいけれどもおじいちゃんやおばあちゃんでは駄目のように，ある程度限定された人でないと駄目というのが多いような印象があります．やはり柔らかさとか，慣れとか，いろいろあるのでしょうね．一方で，ADHDの子はその辺はわりと無頓着だけれども，じっと抱かれていないと言うべきでしょうか．反り返りとは少し違うかもしれませんが，いわゆる落ち着かない感じが見受けられるような気がします．

齊藤　そうですね．きっと違いがあるのでしょうが，「抱っこしにくくありませんでしたか？」と不用意に尋ねると，かなり多動だったADHDの子のお母さんは，「ジタバタして，降りたがって，抱くのは難しかったです」とおっしゃる．ただ，それはASDの子の抱っこのしにくさとは違いますよね．

宮島　違いますね．

齊藤　それもやはり成育歴に注目したときに，聞き分けていかないといけない．その観点は必要だと思います．診察を待っている間にお母さんたちに問診表など何らかの形式の質問紙を書いてもらうことが多いのではないかと思いますが，そこで「抱っこしたとき反り返りましたか？」という質問に「○」をしているのを見て，そのまま信じるのではなく，追加の質問などをして絞り込む必要がありますね．

宮島　そうですね．睡眠について「乳児期は大丈夫でしたか？」と聞くと，ASDの子は抱っこしたまま寝ていたので大丈夫でしたが，降ろすと泣いちゃいました，というのが結構多いです．一方でADHDの場合は，寝てしまうとあとはぐっすり寝るというのが多いような気がします．

飯田　オムツを変えるときに大変だったという子もいますね．

齊藤　ジッとしていないですものね．

宮島　それはありますね．

齊藤　お母さんからの訴えを聞く中で，同じような表現をしていても実際には内容が違うことがあるという点は，発達障害の診断をする際にいつも意識しておくべきポイントではないでしょうか．
　成育歴では「人見知り」の有無もとても重要な里程標ですね．

飯田　そうですね．

■ 人見知り

齊藤　「人見知り」は，「共同注意」*と同じくらい重要な注目すべきポイントだと思います．ASDとの鑑別といった面でも有用です．

● 共同注意
乳児期の終わり近い9カ月頃から見出される，乳児が大人に見てほしいものを指さして示す，大人の視線を追って大人が見ているものを自分も見つめるといった現象のことである．母子で共有する対象への注意は視覚や聴覚を介したものなどであるが，このうち視覚に限定した「共同注視」という用語も用いられることがある．

お母さんに人見知りについて伺うと，1歳半や2歳頃にあったといった答えが結構あります．しかし，私たちが知りたいのは7～8ヵ月頃の時期に人見知りがあったかどうかです．もちろん，この月齢は知的発達水準と関連しますから，ASDを併存していない知的障害の子どもではもっと遅く現れるということは承知していなければなりませんが．

宮島　確かに「人見知り」の時期を聞いて7～8ヵ月頃を思い浮かべるお母さんは少ないですね．

飯田　そうですね．

齊藤　ADHDの子どもは，基本的に他の疾患を併存していない限りは，7～8ヵ月に人見知りがみられ，12ヵ月を過ぎて動き回るようになると人懐っこくいろいろな人に近づき，人見知りは見られなくなります．一方，ASDでは7～8ヵ月頃の人見知りはないもしくは目立たないことが多く，その後も人見知りは見られないケースと，少数ながら1歳半くらいからひどい人見知りと分離不安を示すようになるケースの両方の可能性があります．その区別も成育歴を聞くときに大事かなと，お二人の話を聞きながら思いました．

■ 事故への親和性

齊藤　あとはADHDの子どもの事故が多発する傾向というか，事故への親和性についてですが，これも現病歴などの聴取で聞き漏らしてしまうことがありますよね．

宮島　実際に交通事故に遭った場合には言ってくれますけれども，遭いそうだったというのはなかなか言ってくれません．

齊藤　「本当に事故に遭うのではないか，大けがするのではないかとヒヤリとしたことがときどきありませんでしたか？」と聞いてみるのがいいのでしょうか．

宮島　そうだと思いますね．子どもたちを預かっていて責任を持たなければならない学校や幼稚園が知りたいのはそこですよね．誰かに子どもを預けるときには，お母さんたちが一生懸命目を光らせな

いと事故に遭いそうな子であることを伝える必要があると思います.

齊藤 抱っこ,人見知り,事故への親和性についてお話してきて,成育歴について親の語りをていねいに聞くことはもちろん大切ですが,一方で親が語ったことがすべてだと思わないということもやはり重要だと感じました.少し疑問に思ったり引っかかったりする点があれば,聞き方を変えるといった工夫も必要ですね.

宮島 そのとおりですね.

■ 卒乳

宮島 それから,卒乳も一つの注目ポイントかと思います.ASDの子は,1歳半すぎ,2歳を超えるくらいになっても卒乳しなかった子が多い気がします.女の子はこだわらないのだけれども,男の子はこだわることが多い.それに対してADHDの子は偏食が少ないという点にも共通するのかもしれませんが,あっけらかんと卒乳している子が多いように思うのです.その辺も,男の子の場合はASDとADHDとの鑑別という点では注目してもいいのではないでしょうかね.

齊藤 ADHDの子どもの中には結構甘えん坊がいませんか.甘えん坊でいつまでもお母さんにペタペタしている子どもがいるような印象があるのですが.

宮島 いますね.確かにADHDの子はお母さんたちの身体には触るのですけれども,胸に執着がなく触らない.ところがASDの子で特に卒乳が遅かった子は,胸に執着がある子が結構いる気がしますね.これはどちらかというとADHDの鑑別ではなくて,ASDの鑑別なのですが,一つの着目点として頭に入れています.

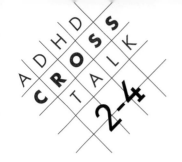

ADHD の家族歴聴取で
留意すべきポイント

齊藤 では，次に家族歴について考えてみようと思います．先生方は家族歴を聞く際にどういった点を意識されていますか．

飯田 ADHD があるかないかというよりは，全体的に神経発達症的なことが家族の中にあるかないかというようにとらえたほうがいいと思っています．ASD の人の子どもが ADHD になる可能性も，ADHD の人の子どもが ASD になる可能性も結構高いので．ですから，家族歴や遺伝的なことを聞く際には神経発達症全体で見たほうがいいのかなと思っています．

齊藤 確かに 1 つの家系で ASD と ADHD の両方が出現していることが少なくはないと経験的に感じています．

飯田 そのような家族は結構たくさんおられます．兄弟でも上の子が ASD で下の子が ADHD などというのは結構あります．また，精神疾患の家族歴もおさえておきたいですね．やはり親族・兄弟で精神疾患の遺伝負因があると，二次障害についても視野に入れようと思いますので．

齊藤 宮島先生はどうでしょうか．

宮島 私が家族歴を聞く際には，両親，特に父親の職業には気を配るようにしています．ASD の子の父親は，高学歴で，こだわりの強い職業（システムエンジニアや銀行員，研究職など）に就いていらっしゃる方が多いように感じています．家族歴として職業を聞く際には「お父さんは何か専門職ではありませんか」といったように，誉め言葉として誘導して聞き出すようにしています．一方で ADHD では上記のことは完全には言い切れないようにも感じています．ただ，ADHD と ASD は併存というか，重なっていることもありますので，一つの視点として持っている状況です．

JCOPY 498-22918

一方でお母さんはどうかというと，ADHDの子のお母さんはダイナミックな感じで，几帳面な印象はあまり受けません．たとえば，評価尺度などの用紙を書いていただく際，注意書きを読まずにレ点が○印になっていたり，書く○の大きさがバラバラであったり，罫線に合わせていなかったりなどはよく見かけます．それはコナーズ（Conners）*や，黒澤式レーダーチャート*などの長い質問票になればなるほど顕著です．そういったお母さんの特性も見ながら質問を重ねている中で，子どもにイラっとしているな，などといったことも見えてくるように思っています．

子どものADHD様の行動が問題となり，家族内で軋轢を生むのには，少なからず両親の特性や行動が要因となっているように感じます．たとえば，お父さんやお母さんが衝動的ですぐに手をあげてしまう場合，子どもを親の考える枠にはめてしまう場合，お父さんが厳しく，夫を優先しているような感じが見受けられるようなお母さんの場合などは，お母さんが疲弊してしまっていることが診察でも感じ取れます．書いていただく評価指標などの筆圧が薄く，文字が小さい，また顔が青ざめているといった場合もあります．私の場合初診は1時間半くらいかかりますが，診察を終えて帰っていくとき笑顔になっていると次からよくなっていくことも多いので，この点は意識した診察を心がけています．

やはり家族歴の情報は，その子の生活の背景が見えてくるので，上手に聞き出すべきだと考えています．

齊藤　家族歴として家族システムの機能性については直接お聞きするというのではありませんが，やはり関心をもっています．システムとして，家族に柔軟性や危機に対する対処の多様性があるか，あるいはその柔軟性が乏しく，非常に硬い感じで，子どもの状況を受け止めかねている家族なのかという点はおさえておきたい．まず両親が子どもの症状を訴えるその姿や言葉から感じとれる家族の交流様式やその内容は，「硬い」から「柔らかい」に至る両者のグラデーションのどのあたりに位置していると感じるか，そしてそのしなやかさはどのくらいあると感じられるかなどについて，家族歴や，

● **コナーズ（Conners）**
米国の心理学者Carmen Keith Conners博士が1960年代にADHDの診断基準を初めて開発し，現在第3版のコナーズ3（日本版は2017年）が刊行されている．6〜18歳を対象とし，ADHDおよび関連性の高い素行症や反抗挑発症などの症状について「保護者用」「教師用」「本人用（8歳から）」の3種類の質問紙があり，複数の回答者からの回答をもとに包括的に評価する[3]．

● **黒澤式レーダーチャート**
臨床心理士の黒澤礼子氏が，小学生を対象として，2007年に初版発行した「発達障害に気づいて・育てる完全ガイド」に掲載している教師・保護者が子どもの傾向を把握しやすくするための「行動と学習に関する基礎調査票」とその結果を表示するためにレーダーチャート式に「評価シート」が作成されている[4]．

成育歴および現病歴をめぐる対話から掴んでいく必要があると思うのです．

　家族歴でもう一つ重要なのは，何と言っても虐待があるか否かをめぐる気配を察知するという点です．成育歴と家族歴を聴取する過程は，児童虐待的な子育てに最も接近する診察場面だからです．成育歴や家族歴をめぐる質問はそれにどう答えるかということよりも，その質問に対して両親のそれぞれがどういった姿勢で答えようとするか，そしてどんな反応を返してくるかという点に注目しながら対話を続け，そこに子どもの養育に関する逆境性の有無や程度を感じとろうとするのです．ここであえて「感じる」と言ったのは，このあたりが表面的な言葉の後ろにある感情や空気をとらえる感性を通してしか知りえない領域だからなのです．

　こう語ってきますとそれはむやみに名人芸的なスキルと誤解されるかもしれませんが，実際にはそれほど難しいことでもないのです．私は両親にあっさりと，「虐待的な環境で育った子どもと ADHD の子どもとの区別はとても難しく，一見そっくりに見えるのでお聞きしたいのですが，お宅の場合，思い当たるような親子関係はありますか？」といった質問をし，両親の回答を聞き，表情やしぐさなどの反応を通して感じとろうとするだけです．

　ちょっと軽い調子であっさりとこの質問を投げかけます．質問を聞いたときの親の反応で「あれっ，案外図星をついちゃったのかな」と思う家族に出会うこともときどきあります．

宮島　一つ，経験した例があります．以前私のところに，大学の研究者であるお父さんに連れられてきたお子さんがいらっしゃいました．話を聞いていくうちに，お子さんを叩いていることがわかったのです．そこで，お父さんにご自身のことを伺うと，お父さん自身も自分の父親に叩かれて育っていた．叩かれていたことに関しては「そのように育てられたから自分は今の地位までたどりつけた」と肯定的に話されていましたが，「ただ，子どものときはどう思っていましたか？」と聞いたら「嫌だった」とおっしゃり，感極まって涙を流されました．やはり自分で抑えていたものがあったのだと．

それ以降子どものことは叩かなくなって，家族関係がかなり良好になった，ということがありました．

齊藤 素晴らしいですね．そういったケースでは特にですが，家族歴や家庭環境などは，ルーチンとして機械的に聞くだけではいけないということですね．

宮島 そうですね．表情を見ながら話を進めて，ある程度緊張がほぐれてから聞くと出てくることがあるケースはよく経験します．チャートに沿ってチェックだけしている聞き方では絶対に聞き出せないことがあると思いますね．

齊藤 チェックリストは，「どうしてここにチェックがついていないのだろう？」あるいは「なぜここにチェックを入れたのだろう？」と考えながら聞いていくためのツールととらえるということですね．

宮島 そのとおりだと思います．

齊藤 親がつけた ADHD-RS-J などのチェックリストの結果を鵜呑みにしてしまうと間違えることが出てきそうですね．

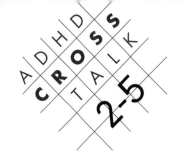

子どもの年代による ADHD 診断の配慮ないし留意すべきポイント

齊藤　さて次に，子どもの年代によって ADHD の診断過程に工夫や配慮が必要ではないかという点について少し議論しておければと思います．宮島先生いかがですか．

宮島　乳幼児健診に関わる小児科医は，ADHD に気づけるようになるべきだと思いますし，そのために経験を積んでいく必要があると思っています．乳幼児健診の段階で ADHD に気づいたとしても，ADHD だとお伝えすることで「障害」だと受け取り，反発したり，不快な気持ちになるご家族がいることは間違いありませんので，このあたりに ADHD を「障害（disorder）」ととらえることの問題があるように思います．

　「お父さんにそっくり」などと思われている場合には，障害と言われることに対する警戒を持っていることが少なからずありますし，障害と言われることに対して嫌な気持ちになることもあります．そのため，家族には病名による先入観を持たせないような配慮が欠かせません．中核症状が「障害」ではないこと，ただ，適切な行動がとれない場合が出てくることに対し，自尊感情を高めていくうえで症状に向き合う必要があることを理解してもらえるように説明していきます．

　そのため，6 歳以前の幼児期は特に「障害」としてとらえるのではなく，子どもの行動を理解した対応をする目的で，症状の特性を理解してもらうための診断と位置づける必要があると思っています．

　成長とともに変化することを説明したうえで，子どものいい行動を見つけて褒めるといった，親としての正しい行動，対応方法や social skill training のコツをお伝えする．強制するのではなく，「こういう方法もあるよね」というように，共感性を持てるような言葉

で誘いかけると，診断をお伝えしたとしてもお母さんたちの表情が明るくなって，やってみようという気持ちになれるように思います．小児科医として，お母さんや家族を支えるのも一つの役割だと考えていますので，お母さんを孤立させないような配慮を持った診断を行いたいと思っています．

　叩くなど体罰でしつけようとすると，やはり表情は厳しく，高圧的な態度になりますよね．ところがいい行動を見つけようとすると表情は優しくなります．その表情が子どもの行動を変えるきっかけになることもあるように思います．幼児期は親の行動が子どもに反映されやすい時期でもありますので，こういった心がけ一つで親子関係やアタッチメントの改善につながるのではないかと思っています．

　幼稚園などから指摘されて「うちの子はそんな子じゃありません」と言いながら病院に来られるご家族も少なからずいらっしゃいます．そういった否定的な態度からスタートした場合にも，「こういう方法があるよね」といった言葉で誘いかけて，さまざまな方法をお伝えしていくと，徐々にお母さんたちがADHDの症状について受け入れようとしてきます．

　学童期前半では，まだ本人に対して病名を言う必要はないと考えています．この時期にやりたいことは，本人が病院に通いたくなる雰囲気づくり，関係性づくりです．そのためにまず，学校生活や家などで困っていることや叱られることなどを，できる限り本人の口から具体的に聞き出します．たとえば，離席で叱られる，宿題を忘れる，などです．そして，その対応策を具体的に提示するようにします．「君が治そうと思う気持ちがあるからこそ薬物はその手助けをするんだよ」という姿勢を伝えるようにして，ただ診断するだけではなく，本人の意欲を高めるにはどうしたらいいのかを考えながら診察をしています．ただやはり，低学年で知的レベルが低い場合には理解してもらうのが難しい場合ももちろんあります．

　9〜10歳を一つの目安にしていますが，学童期後半から思春期にかけては，大人に説明することと基本的に同じで，嘘はつかない医

療者として患者に信頼されることが第一だと考えています．そのためには，本人が「なぜ病院に連れてこられたのかわからない」という状況になることは避けています．初診時から本人とじっくり話し，親に言えていない困っていることに相談に乗れる体制を作り，患者と主治医の関係性を構築します．関係性ができたうえで診断を告げますが，告げ方としては，症状がどのように診断に該当しているのかを，年齢や本人の理解力に合わせて伝えます．そして改善するコツを一緒に探していこうと説明しています．

　病名によって振り回されないよう，本人と主治医との信頼関係を構築したうえで，困っている症状への対応方法をお話ししていく姿勢を大事にしています．

齊藤　ありがとうございます．宮島先生にはどちらかというと，病名告知などと関連する領域を話していただきました．飯田先生には診断をするにあたって，どういうところに注目するのかといった点についてお話しいただけますか．

飯田　幼児期だとやはりどうしても不注意よりは多動に目がいくので，好きなことをしたいから待てない，といった衝動性であったり，集団遊びがなかなかできにくいだったり，かんしゃくを起こしやすいとかいうようなことに最初に注目します．

　私が教育支援委員会の委員をやっている中で感じることとして，年長の夏休み頃から一気に伸びていく子，成長する子がいる，ということに気をつけなければならないということです．つまり，就学前の幼児期の子どもに関しては，安易にADHDと診断する前に，もう少し経過を見る，という姿勢も必要だと思うのですね．

　児童期になると，小学校という秩序や規則がある「社会」の中に入っていきます．「社会」（小学校）に入ることで目立つ症状はたくさんありますので，学校生活の中ではどうなのかということを児童期は気をつけてみる必要があると思います．

　また，児童期の後半，小学校高学年くらいになってくると，自尊感情が妨げられているような子どももいるので，そのようなことにも目を配るようにしています．発達障害の子は幼く見えることが多

いので，そのようなところに目がいくこともあります．児童期になってくるとODD*やLD*の併存，チック*など，他疾患の併存についても気を付ける必要があると思いますね．また，児童期になってくると睡眠障害について自分から言ってくる子がいます．

　思春期では，だんだん多動から不注意のほうへ症状が移っていきます．併存としてうつや不安が出てくる．そしてもっと自尊感情についてもテーマになっていきます．ODDから今度はCDの併存というのも気になってくるかなというようには思います．

齊藤　年代に応じて優勢な症状が変化していくという点を心得るということですね．併存症についても触れていただきました．ADHDの診断過程はおのずから併存症の診断につながり，総合的な診断へとつながっていくということですね．

　先ほど触れた「ADHD臨床面接フォーム」ではADHD診断用のフォームと併存症診断用のフォームが別立てになっていますが，実際の臨床プロセスの中では，明確に線引きができるわけではありません．それ以前に，基本情報の一環として聴取する成育歴などは，対象となった子どもの育ちに広く網をかけるつもりで聞き取っていきますので，初診時の年齢によって当然着目するポイントが異なるはずです．そこで，受診した子どもの年代によりADHDのどの特性に注目するかということになります．

　幼児期のADHD児に優勢な特性はやはり多動・衝動性ということになります．たとえばすぐに相手を叩くなどの行動が目立ったり，他人に臆することなく話しかけたり，動き回りすぎたりといったことですね．そして学童期では，多動・衝動性に加え，忘れ物が多い，宿題を全然やらない，そもそも聞いていないというような，不注意にまつわる特性が見えてきます．

　ただ，小学生年代頃のADHDの子どもの特徴は，たとえば薬物療法をして症状の改善が見られても，子ども自身は症状の変化を自覚していない場合があるということです．親は「とても変わってきたと思います」と言っても，子どもに聞くと「全然効かないよ」と言う場合が結構ありますよね．

● **ODD**
Oppositional Defiant Disorderの略．反抗挑発症．怒りっぽく，易怒的，口論好きで挑発的行動や執念深さなどの情緒・行動上の様式が少なくとも6カ月間は持続する．

● **LD**
Learning Disorderの略．学習障害．近年はDSM-5においてSpecific Learning Disorder (SLD)，限局性学習症と言われている．

● **チック**
突発的，急速，反復性，非律動性の運動または発声である．多彩な運動チックと音声チックが出現するものをトゥレット症という．

飯田 ありますね.

齊藤 親は「集中力が出てきて成績も上がってきました」と言うのに，本人はそうでもないと．これは先ほど飯田先生が「発達障害の子どもはみんな幼くみえる」と言われたように，ADHD の子どもは情緒的な発達がやや遅れ気味に発達するため，小学生の終わり頃まで周りの同年代より少し未熟な印象を与えることと関係あると思うのです．小学生年代までは自己を自己としてとらえる，自己像を客体視できる能力が定型発達に比べやや未熟だからということですね．ところが，中学生年代や高校生年代になれば ADHD の子どももみんな，「自分って何」「一体なぜこんなことが起きるの」と考える視点が優勢になっています．このあたりが，ADHD 特性に親が困っているのか，子どもが困っているのかという点での年代による違いということになるのではないでしょうか．

児童精神科あるいは小児科が出会う年代の ADHD では，子どもは困っていないが，親や教師が困っているという状況にしばしば出会います．そのようなときには，ADHD 本体をどう評価するかに加え，併存症の存在にもアンテナを向けながら聞き取っていくということが重要だと思いますね．

たとえば幼児期の子どもだとやはり「かんしゃく」が重要だと思います．というのは，ADHD の子どももかんしゃくをよく起こしますが，それでは説明できないほど頻繁にかんしゃくを起こす子どもたちを ADHD との関連で診断すべきなのか，それともまったく独立に，間欠爆発症*や重篤気分調節症（DMDD）*かもしれない，と見るべきなのか．ADHD のように見えているだけなのかもしれないし，本当に ADHD かもしれないしという．そのあたりの鑑別が幼児期にはすごく重要だと思います．

あとは二次障害だと思うのですが，たとえば分離不安と呼ばれる，親から離れることに強い不安を訴える不安症の一つが，あの人懐こく他者に接近するのが好きなはずの ADHD の子どもに生じることがあります．反抗性も幼児期から学童期初期に目立ってくることもあります．こういった症状の出方も，幼児期から学童期の初期には

● **間欠爆発症**
DSM-5 で「秩序破壊的・衝動制御・素行症群」に含まれている疾患で，激しい攻撃性の爆発を反復的に生じる 6 歳以上の子どもや大人で診断される．

● **重篤気分調節症（DMDD）**
同じく DSM-5 の「抑うつ障害群」に含まれる疾患で，くりかえし激しいかんしゃくを生じ，かんしゃくと次のそれとの間欠期には怒りっぽさや怒りの気分がほとんど一日中続くことで診断される．通常 10 歳より前に現れるが，6 歳未満のかんしゃくは診断すべきではないとされる．

注目しなければならないと思います.

　思春期に入ってくると反抗性から素行症（CD）への展開が生じ
ているか否か.また,抑うつ気分や不安,そしてその背景にある自
尊心の低さ,こうした諸点を意識した診断・面接が必要になってき
ますよね.

■ スロースターターの問題

齊藤　先ほど飯田先生がスロースターターの問題について触れられ
ました.これはとても重要な問題ではないかと思っています.早期
診断,早期介入,早期療育ということが前面に出すぎるあまりに,
スロースターターの幼児までADHDやASDなどの発達障害と診
断してしまうのは問題だと感じています.そうした子どもの中には
ある時点から急速に発達が加速する子どもが少なからず存在します.
こうした幼児はいわゆるグレーゾーンとして幼児期の間は経過を見
るべきだと思うのです.経過を追っていくと,グレーな幼児はやが
て定型発達の子どもに合流していくか,あるいは発達障害の特性が
くっきりと見えてくるか,どちらかに分かれていきます.ですから,
注目してフォローするが,診断は拙速に下すべきではないという姿
勢がとても大事だと思います.幼児期の早い段階ではASDでもス
ロースターターとの鑑別が課題になりますので,いわんやADHD
はもう本当にそういうことが多い疾患なのだと思います.

宮島　そう思いますね.幼稚園に入って半年の間に問題の行動が収
まってグッと伸びるケースをよく経験しますので,幼児期を「パス
テルゾーン」と呼んでいるのです[5].やはりわれわれ医療者や大人
は,個性豊かな子どもたちを育てるということを,忘れてはいけな
いと感じますね.

齊藤　なるほど,パステルですね.

　確かに,典型例において幼児期における早期発見・早期治療・早
期療育の重要性は間違いありません.しかし,周辺群になっていく
と,その幼児が周辺群だという判断そのものがしばらくは明らかに

ならず，怪しいと思いつつ経過を観察し，どちらに動いていくのか
を見極める．そういった点をもう少し意識して，われわれは臨床を
やりたいものですね．

宮島　おっしゃるとおりですね．

齊藤　そのあたりを心得ておかないと，結果的に，早期発見という
言葉がお題目に過ぎなくなってしまうのです．「で，何をしてくれ
るのですか」という親の問いに，「経過を一緒に見守りながら検討
を続けましょう」と伝えることも大事なのではないでしょうか．

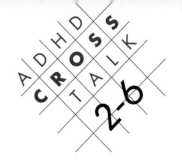

ADHD の併存症と鑑別すべき諸疾患
(「鑑別か併存か」という問題を含む)

■ 自閉スペクトラム症(ASD) 単独か, ASD 併存か

齊藤 ADHD の併存症と鑑別すべき諸疾患について議論していこうと思います. まず ASD 単独か ASD 併存か, という問題です. これは大きな課題です. DSM-5 で併存が認められてから起きてきた治療のよい意味での進歩と, 逆にそのことで生じている混乱などを話していきたいと思います. とりあえずこの問題は **図3** のように整理し, このような疾患の重なり合いをどう考えるかということになるでしょうか. このあたり飯田先生いかがでしょうか.

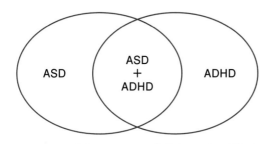

図3 ASD 単独か, ADHD 単独か, 両者の併存か

飯田 ASD 単独か, ASD 併存か, あるいは ADHD 単独か, ADHD 併存かという4パターンがぱっと頭に浮かびます. ASD との併存問題について考えるとき, DSM-IV 時代には併存が認められていなかったことが思い出されます. これにわれわれ臨床家はとても困りました.「これはどう見ても ADHD 併存なのにな. 診断できないのか」と思いながら陰で診断していたという時代でしたよね. ただ, DSM-5 になっていざ併存が認められてしまうと, 何でもかんでも併存としてしまうという問題も出てきてしまっているわけです. そ

ういった背景を踏まえて，まずは ASD 単独で説明がつかないかどうかということを，われわれはていねいに診ていく必要があると思います．もし ASD だけで説明がつくのであれば，わざわざ ADHD の併存とする必要はないですからね．

　そうは言うものの，どう見ても ASD と ADHD の併存だけれども，どちらかがより強く表面に出ているという例にもしばしば遭遇しますよね．ですから，絶対にどちらか一方で考えなくてはいけない，ということに囚われすぎるのもどうかと思ってもいます．

　そのように考えてみると，非常に曖昧な世界になってしまっているように感じています．ADHD だからと言って，一番病や勝ちへのこだわりがないわけではないですが，だからと言って ASD 併存と言い切っていいのかと．

　非常に難しい面ももちろんありますが，そのうえでここで私が強調したいのは，もし ASD だけで説明がつくのだったら，あくまで ASD の診断をまずは優先すべきだ，ということです．

齊藤　ありがとうございます．では，宮島先生はどうお考えですか．

宮島　飯田先生のおっしゃった通りだと思います．ADHD にせよ ASD にせよ，中核群の場合には明確に区別できますが，周辺群となると診断の線引きがとても難しいですよね．だからこそ DSM-5 では併存が許されたのではないかと思っていますし，実際併存が許されたことで，診断書を書きやすくなったと思います．

　線引きが難しく，併存と考えられる場合には，どのような視点でその子を診るかで診断が変わってくるように思うのです．たとえば，診察室であちこち動く子がいたとします．こだわりが強く，目線が合わない，過集中が見られる，といった言葉で表すと ASD 的ととらえられますが，興味があることを割と楽しそうにやっているだけ，という言葉にすると ADHD 的な雰囲気も出てきます．このように，見方や言葉を変えるだけでとらえ方が変わります．学校の先生と両親の情報やとらえ方にずれがあるときなども，こうした視点の違いを感じます．

　明確にどちらかに診断できない例として，早期産で低出生体重児

だった子たちもあげられると思います．発達経過を見ていくと，成長の過程で症状が変わっていくように感じます．たとえば，小さい頃は ASD 的でコミュニケーションが苦手な様子がみえていたけれど，学校に入ると不注意や多動の症状が見えてきて ADHD 的だと感じるようになる．ただ，その症状によって人に迷惑をかけるほどにはならず，徐々に成長していく中で定型発達に近づいていく，という経過を見ることもあります．こういったケースから考えても，中核群の ASD や ADHD の子たちとは違う経過をたどり，診断を迷うような周辺群に該当する子の中には，低出生体重で生まれ，脳の発達が未熟なだけの子なども含まれているように思います．

さまざまなケースを経験する中で，ASD と ADHD を明確に分けることの難しさを感じているのが現状ですね．

齊藤　お二人のお話を聞くと，ADHD に ASD 併存例はあるという見解は一致ですね．

たとえば「多動」を考えたとき，どこまでが ADHD の多動でどこからが ASD の多動かという線引きをすることは難しいです．そんな面倒なことを考えるくらいなら「この ASD 児に多動はある？」「あり！」「では ADHD の併存」と診断するという風潮が現在多いように思います．しかし，その判断は違うと思うのです．それは悪い意味での DSM 主義というのか，あまりに平板な思考のように思えてなりません．

たとえば，典型的な自閉症児の多くは多動ですよね．ただ，おそらくあの多動性は ADHD のそれとは違います．

飯田　違いますね．

宮島　違いますね．

齊藤　典型的な自閉症の子に見られる多動の大半は，ASD 特性の中に存在する多動性だと思います．一方，かつてアスペルガー障害とかアスペルガー症候群*と呼ばれた子どもの中には ADHD の診断がぴったりと当てはまる子が確かにいました．この場合はやはり ASD と ADHD の併存ととらえるべきですね．そう考えてきますと，「多動」や「衝動性」といったことを一括りにしてとらえてはいけ

● **アスペルガー障害，アスペルガー症候群**
DSM-IVのアスペルガー障害，ICD-10 のアスペルガー症候群は広汎性発達障害に含まれる疾患で，広汎性発達障害の中では軽症と位置づけられていた．DSM-5 および ICD-11 の時代となった現在，広汎性発達障害という疾患群概念が自閉スペクトラム症（ASD）という単一疾患概念に修正されたことで「アスペルガー」という名称は消えた．ここでは ASD の軽症水準を示すためにこう呼んだ．

ないと改めて思います．その症状の質や内容を全体としてとらえ，その子どもがたとえば **図3** のどこに位置しているのか判断しなければいけないのでしょうね．

宮島 そうですね．

齊藤 さまざまな議論がありますが，ADHD の併存問題について私は飯田先生と同じ感覚を持っています．かつての DSM-Ⅳ の時代には両者の併存が見出されたら広汎性発達障害と診断せよと決められていたため，「ADHD の併存が明らかなのに診断できなくて困る」と思っていたのに，現在では「何でもかんでも両者の併存というのはいかがなものか」と思っています（笑）．そう考えると，現在の DSM-5 の診断基準に優れた点が多々あることは認めるにしても，欠点もやはり少なくないですよね．これは ASD と ADHD を両端にした連続体と考えるのが落としどころかなと思えてきます．次の DSM の改訂作業でこのあたりどうなるのでしょうね．

　ともあれ，併存についても，鑑別にしても，やはり ADHD と ASD の両者を意識した厳密な評価を積み上げて確定診断に至るという姿勢が前提ということになりますね．

宮島 そうだと思います．

齊藤 併存か別の疾患かについてはまだまだわからないことが多々ありますので，現在は過渡期として見ていくしかない課題かなと思っています．

■ 精神病性疾患の鑑別・併存

齊藤 飯田先生にお聞きしたいのは，ADHD の鑑別診断の対象としての精神疾患，とりわけ精神病性疾患についてです．統合失調症や双極性障害，不安・抑うつも含めて，精神病性疾患の鑑別・併存について，お話しいただけませんか．

飯田 そうですね．特に中学生年代くらいから精神疾患との鑑別が紛らわしくなるのではないかと思います．いちばん大事なことは，併存する疾患は鑑別しなければいけない疾患でもある，ということ

で，鑑別も必要だけれども併存も考えないといけないというところが少しややこしいところです．

双極性障害（躁状態），うつ病（うつ）の場合は，どちらにしても episodic な，つまりある時期その子の本来持っているものとは違うような状態が，ある時期のある期間続いているというものです[6]．そのため，その一時期の横断的なことだけでは，誤診してしまう可能性もあると思いますので，こういった症状が見られる場合にはその後の病歴など，縦断的な経過を見ることが大事です．

統合失調症の鑑別は，やはり幻覚や妄想の有無を確認することです．最近ボーッとしているなど，行動的に見ると一見統合失調症のように見える例もあると思いますので，気をつけるべきだと思います[6]．

また最近では，発達障害の睡眠障害[7] が取り上げられてきています．発達障害に睡眠障害が併存するということはもちろんありますが，実は睡眠障害だけで ADHD 様に見えているケースがあります．たとえば鉄欠乏性貧血が原因で，レストレスレッグスシンドローム* が起こって，昼間も寝ている間もじっとしていない，絶えず動いているような行動が，一見 ADHD のように見えてしまうこともあります．こういった睡眠障害なども気を付けなければなりません．

最後に，50歳を超えてから「私は ADHD ではないでしょうか」と言ってわれわれのところにやってくる人が，最近少なからずいらっしゃいます．ご本人の不安な気持ちも理解できますが，この場合にわれわれ医療者がやるべきことは，ADHD かどうかの検査ではなく，まずは認知症かどうかの検査なのではないかと思うのです．認知症を否定したのちに ADHD の検査をしましょう，というようなことがありますね．

齊藤 なるほど．

私も ADHD の子どもが高校生になって統合失調症を発症し，両者の併存と言わざるをえないケースを経験したことがあります．

飯田 ああ，それもありますね．

● **レストレスレッグスシンドローム**
むずむず脚症候群ともいい，脚がむずむずする，脚がそわそわした感じがする，皮膚に虫がはうような感じがするなど脚を中心として不快な感覚異常の症状が現れる病気をいう．こうした不快感を伴う症状は夜間に生じることも多く，不眠症につながる場合もある．

齊藤　ASD の場合には統合失調症を併存するに至るケースをとき
に経験しますが，ADHD もやはり併存例がありますね．

飯田　はい．

齊藤　非常に衝動性が高く，軽率な逸脱行動を頻発するような，昔
なら破瓜型統合失調症＊と診断されたような統合失調症の患者さん
が今でもおられます．これを現在の観点から見立てれば ADHD 体
質をもともと持っていたと言える人がそれなりに混じっているので
はないでしょうか．

飯田　そうですね．確かに齊藤先生がおっしゃるとおり，運動神経・
社会性・認知の発達が遅れていて，ADHD のように見えている子
が（もしかしたら ADHD かもしれませんが），最終的に統合失調
症になっていくケースはときにありますよね．

■ パーソナリティ障害と ADHD

齊藤　思春期・青年期以降のパーソナリティ障害と ADHD との関
連について，飯田先生のお考えを聞かせてください．

飯田　ADHD の人が環境の問題や二次的な問題により，素行症や
反抗挑発症といった障害になって，その後パーソナリティの問題を
抱えてくる．あるいは，もともと自尊感情が阻害されている場合が
多いので，徐々にパーソナリティ異常の問題を持ってくるというよ
うなことはたくさんあります．パーソナリティ障害を併存している
というのですかね．このようなことは気をつけなければいけないか
なと思います．

　また，境界性パーソナリティ障害＊などは，精神病理を見ていな
いと一見 ADHD と同じような状態を呈している場合もあるので，
ていねいに鑑別することが必要です．

齊藤　ADHD の衝動性が，爆発性の憤りや怒りとして表れるよう
なタイプの人がいますよね．

飯田　はい．ボーダーラインでは部分対象でしか対象を見ないので，
all or nothing になりますし，見捨てられ不安もあります．ADHD

単独ではその精神病理はあまり見られません.

齊藤　そういうタイプの ADHD 者が高い衝動性を抱えたまま青年期以降に至ったときに，その段階で診療をすることになった精神科医には境界性パーソナリティ障害と見えるということはありえますね．ただ，よく見ていると意外と気のいいところもたくさん見えるので，境界性パーソナリティ障害の特徴とは違うのではないかという疑問を持つことになります.

飯田　そうですね.「試し」というか，他者操作性があまり感じられないときは，やはり ADHD なのかなと思いますね.

齊藤　ただ，ADHD で虐待を受けた人の場合はどうでしょうか.

飯田　それはまた違いますね.

齊藤　虐待を受けると，ADHD 体質を持っていたらなおさら，衝動的な怒りや攻撃性の目立つ境界性パーソナリティ障害の状態像を呈しやすいのではないでしょうか.

飯田　なりやすいです.乳幼児期に親が安全基地とならずに基本的信頼感を獲得できないまま育つことになりますから.

齊藤　これは先ほどの ASD との併存の話に重なるのですが，もし ASD を併存しているとすれば，ASD の人はスキゾイド的なパーソナリティ傾向と親和性が高いという点を考慮しなければならないと思うのです.

飯田　そうですね.もともとアスペルガーが提唱した自閉性精神病質がスキゾイドに近いですしね.

齊藤　孤立しても平気で，一人で好きなことをやっていることを好む，むしろあまり邪魔されたくない.そういうスキゾイド的な面が純粋な ASD の人では目立ちます.一方で，ASD という診断を受けながら非常に人懐っこい人もいますよね.ああいう感じは ADHD を併存しているからそういうパーソナリティ傾向を示すのだと言えないでしょうか.

宮島　そうですね.

齊藤　ADHD を併存している場合には，スキゾイド性が曖昧になり，むしろ対象希求的な行動が少し増えるというようなところもあ

るのかなと思います．ADHD者の対象希求性に衝動性が加わり，さらに虐待的養育環境を通じて怒りや攻撃性が膨らみ，同時に自己肯定感が著しく低くなっている場合には境界性パーソナリティ障害の側面が前面に出てくるのではないかと私は考えています．

■ 虐待関連疾患とADHD

齊藤　虐待とADHDの関連についてすでに話が始まってしまいましたが，宮島先生は何か思うところはありませんか．

宮島　虐待だと福井大学の友田明美先生のグループが精力的に画像などの研究をされていますね．脳の萎縮など，不可逆的な問題を引き起こす可能性が虐待にはあると思います．

● 脱抑制型対人交流障害（disinhibited social engagement disorder: ICD-10: 小児期の脱抑制性愛着障害）
少なくとも9カ月以上の発達年齢の子どもで，見慣れない大人にも過度な愛着を示したり，不慣れな状況で離れた後に養育者を振り返って確認しないなど，一見すると衝動性のようにも取られるが，一方で，子ども同士の交流が苦手で，子ども同士では表面的な（空気が読めない）付き合いしかできず，諍いが生じやすく，併存症として認知面や言葉の遅れが見られることもある．

　脱抑制型対人交流障害*などを考えてみると，小さいときから人との適切な交流を構築できていないリスクがあると思うのです．そうすると，正の行動をとるモデルが存在しないために，集団の中で自分がどういう行動をとるべきなのかわからず，つい逸脱した行動に移ってしまう．そういった行動がADHD的に見えてしまうことがあると思います．

　われわれが医療者としてADHDに関わる際には，心理社会的な環境の構築を重要な柱としていますよね．そのまったく逆にあるのが虐待の環境ではないかと思います．ですから，われわれはその子が適切な環境で育ったうえでADHD症状を持っているのかどうかということを，常に意識して聴取していくことが必要ではないかと考えています．

齊藤　困ったことにADHDは虐待を受けやすいですからね．そのためADHDと虐待による障害の両方の精神病理を併せ持っている子どもは意外と多いのだろうとは思います．

宮島　それで症状を増悪させてしまう場合もありますね．

齊藤　脱抑制型対人交流障害の傾向を持つ子どもとADHDの子どももどちらも誰にでも近づいていく傾向を示します．両者の大きな違いは，近づいていった他者に拒まれたときに示す行動です．拒ま

れたことに腹を立てても次に会えばすぐにまた接近していくのが
ADHDの子どもです．一方，いったん拒まれたらもう一度近づい
ていくスキルを持っておらず，拒まれたことによる抑うつ感と激し
い憤りで混乱したりフリーズしたりするのが脱抑制型対人交流障害
をはじめとしたアタッチメントの機能障害を持つ子どもです．

宮島 フリーズはあると思いますね．私はそんなにアタッチメント
障害を診ているわけではないですが，やはり虐待の子や親と上手く
いかない子は，いま齊藤先生がおっしゃったように，何をしていい
かわからず固まってしまう．一方でADHDの子は繰り返しいろい
ろなことでアプローチしてくるように思います．

齊藤 拒まれてそのときは怒って「ケチ！」などと悪態をついても，
次に会ったら「ねえ，ねえ，おばちゃん，今日はいい？」みたいに
人懐こく甘えていけるのがADHDですよね．

飯田 あれはなぜすぐに忘れられるのでしょうね（笑）．不思議．
それがまたいいところでもあるのですけれども．

齊藤 きっと他者に接近し受け入れられたいという欲求のほうが常
に高いのでしょうね．

■ 身体疾患とADHD

齊藤 身体的な疾患とADHDの鑑別について宮島先生にお話しい
ただいてもよろしいですか．

宮島 初期診断として，てんかんの複雑部分発作時の異常行動，て
んかん性脳症，CSWS（continuous spike & waves during slow wave
sleep，徐波睡眠時に持続性棘徐波を示すてんかん）などの行動が
徐々に退行していく病態で，進行が緩徐な場合に，診断を誤ること
があります[2]．

　ただ，てんかんの場合，よく見てみると目がうつろであったり，
ふらふら動いてしまったりと，違和感を覚えることがあるかと思い
ます．また，異常行動という意味でも，意味不明の行動とADHD
のエネルギッシュな多動性の見分けは難しくはないと思います．で

すから，しっかり行動や表情を見ていれば，それほど鑑別に苦労することは少ないのではないかと思います.

　もう一つは甲状腺機能障害です．甲状腺機能亢進例では過活動，発汗などのエネルギッシュさのようなものを感じることがありますので，眼球突出や発汗過多，心拍亢進，易疲労感などの身体所見を注意してみたうえで，しっかりと鑑別する必要があるかと思います.

　最後に私が 10 年ほど前に経験した DRPLA（歯状核赤核淡蒼球ルイ体萎縮症）*の例を紹介します．4 歳初診時は，ASD 的な症状から認められ，落ち着かない様子が見受けられましたので，「PDD-NOS + mild MR の疑い」として脳波検査のみ実施しました．その約 2 週間後の診察の際に行った MRI は正常でしたが，脳波記録では多焦点性棘波および全般性不規則棘波が頻発していたため，てんかん性脳症としてバルプロ酸（VPA）投与を開始しました．一時的には VPA の効果があったものの，徐々にふらつきが多くなり，ミオクロニー発作，意識減損発作を伴うようになり，約 2 年後の MRI 再検によって小脳萎縮が判明し，遺伝子検査で DRPLA と診断した，という経験があります.

　これは稀な例ですが，注意して診ればわかる疾患の鑑別は非常に重要ですね．初診の段階ですべて区別するのは確かに難しいのが事実ですが.

■ 睡眠障害と ADHD

齊藤　先ほど，宮島先生から幼児期の ADHD では睡眠の問題は起きにくいというお話がありました．また，学童期頃からの睡眠障害，特にリズム障害についてはすでに飯田先生に触れていただきましたね.

飯田　そうですね．ADHD では就床への抵抗，入眠困難，夜間覚醒，起床困難，睡眠時呼吸障害，日中の眠気などが問題となるようです[7].

齊藤　ADHD では概日リズム睡眠-覚醒障害群*が起きやすいとい

● **DRPLA（歯状核赤核淡蒼球ルイ体萎縮症）**
日本人に好発し，脊髄小脳変性症の中では日本ではいちばん頻度が高く，ミオクローヌス発作，進行する知的障害，協調運動障害，不随意運動を主徴とする常染色体優性（顕性）遺伝病で，12 番染色体上の DRPLA 遺伝子の CAG 繰り返し領域の異常によるトリプルリピートのため，家系内で若い世代に遺伝していくと発症年齢が早くなる．発症早期は協調運動障害から認めることが多く，症状が揃うまでは発達障害と混同されることもある[8].

● **概日リズム睡眠-覚醒障害群**
DSM-5 の睡眠-覚醒障害群の 1 疾患で，入眠と覚醒の時刻が一定の時間後退する睡眠相後退型（たとえば毎日深夜 2 時頃になって初めて眠くなり，午前 10 時過ぎにならないと起きることができない），入眠と覚醒の時刻が毎日一定の時間ずつ遅くなっていく非 24 時間睡眠-覚醒型（たとえば毎日入眠と覚醒の時刻が 2 時間ずつずれて遅くなっていく）の 2 型がよく知られている.

うことも言われています．以前から ADHD 症状が存在し，同時に概日リズム睡眠-覚醒障害群が見られる子どもで，鉄の血中濃度の測定などの検査をやってみると値がとても低いというケースにときどき出会います．学童期以降の ADHD の一つの特徴として，この概日リズム睡眠-覚醒障害群というのはわりと親和性が高いと考えてよいのでしょうか．

飯田 そうですね．結構いるように思いますね．ADHD の25〜55％に睡眠の問題があると言われています[7]．

宮島 先ほど私は「幼児期には」と言ったのですが，先生方のご経験では幼児期から睡眠覚醒障害的なものは多いですか．

齊藤 幼児期は経験がありません．

飯田 幼児期の ADHD 発症前から睡眠障害を呈するものと，発症と同時に出現するものと，ADHD が発症してから思春期以後に睡眠障害を呈するものがあるようです．

宮島 幼児期では，夜驚や夜明けに起きてしまうことなどは多少あるけれどもそんなに多くはないように思います．よく寝てくれましたというのが多いような印象です．ところが，先生方のおっしゃるとおり思春期は睡眠覚醒障害の訴えが多くなりますよね．あれはどうしてなのでしょうか．やはり精神疾患などと関連して周囲との問題が起こるといったこともあるのでしょうか．

飯田 いや，もっと身体的な出来事のような気がしますね．

齊藤 ADHD 者の脳の発達と，体内時計の機能との関係がありそうな感じですよね．そのあたりに注目している児童精神科医も何人かいますよね．

飯田 そうですね．神経発達症では脳の発達という視点から生来性の睡眠の量や質の低下，睡眠覚醒リズムの構築異常が多いと考えられています．つまり睡眠障害の原因として脳の成熟遅延や概日リズム遺伝子の関与やメラトニンの産生の異常や，覚醒度と感覚の調節異常などが考えらえています．

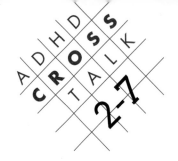

ADHD 診断に必要な医学的検査は何か

齊藤 では次に医学的検査について伺いたいと思います．ADHD 診断に必要な医学的検査として，must do は何でしょうか．宮島先生いかがでしょうか．

宮島 基本的な診察として，視診・聴診・触診・打診を行い，身体を一通り見るのは，何より虐待の可能性を考えてのことです[2]．また，minor anomaly（小奇形）などのさまざまな因子を拾い出すために重要です．Neurological soft signs は，神経学的な所見や理学的な所見を確認するという意味で必ずやっています．これによって不器用さやワーキングメモリの程度を知ることもできますし，さらに発達性協調運動障害*の鑑別もできますので，初診の段階で行い情報を得ておくことはその後の治療に非常に有用です．脳波検査と血液検査については身体疾患を除外する目的で行います．脳波については少なくとも薬物療法開始前には実施が望ましいと思っています．

　もちろんなかなか鑑別が難しい例もありますので，そういった場合には，経過を見ながら必要な時期に適切な検査を行うということも，確定診断のためには必要です．

　ADHD の検査ということで大雑把に言うと，身体診察→血液検査→知能検査→脳波検査など，という順番がオーソドックスなコースだと考えています．

齊藤 ありがとうございます．飯田先生はいかがでしょうか．

飯田 宮島先生がおっしゃったように，脳波はやっておいたほうがいい検査だと思います．また，私は大学病院にいるので MRI もやります．血液検査は全員にできていないのですが，甲状腺機能障害や貧血などを除外するためにも本当はやったほうがいいとは思っています．また，薬との関係で，心電図や血圧なども確認しておいた

● **発達性協調運動障害**
（developmental coordination disorder）
協調的運動の獲得や遂行が，その人の生活年齢や技能の学習や使用の機会に期待されるものより明らかに劣り，全身運動や微細運動がとても不器用な状態で，そのため学習や日常生活に大きな影響を及ぼしている状態．小学生の有病率は 5〜6％，男女比は 2〜7：1 と推定されている．また ADHD との併存率は約 50％で DAMP 症候群として注目されている．

ほうがいいと思います.

　宮島先生がおっしゃっていた neurological soft signs は，ADHD がまだ MBD と言われていた頃に一生懸命やっていた記憶があるのですよ．結構時間がかかって面倒くさかったのですけれども（笑）．そういえばあんなにやっていたのに，今はもうしていないなと思って（笑），今少し反省していたところです.

宮島　やはり neurological soft signs は，書字障害，ボール競技が苦手，右手と左手の機能に明らかな差がある，といった発達性協調運動障害を見つけるのに役に立ちますね.

齊藤　臨床の中の印象として，この発達性協調運動障害は意外と多いように感じますね．一方で，neurological soft signs を持ちながらもスポーツは大の得意という ADHD の子どもも何人か知っています．こちらも少なくないように思いますね.

宮島　いますね．ボール競技は苦手だけど，サッカーだけは得意，という例も見たことがあります．Neurological soft signs を持つ子は競技によって得意不得意に差があるように思っていて，すべて得意な子はなかなかいないような感じはしていますね.

齊藤　そうですね.

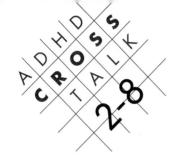

生物学的マーカーの可能性をめぐって

齊藤 生物学的マーカーについては飯田先生どのようにお考えですか.

飯田 CPT（持続処理課題）*と似たようなものだと思うのですが, 小児科の先生方はモグラーズ課題をほぼ必ずやっておられますよね. モグラーズもそれなりに有効な手段だと思いますが, もう少し脳科学的にと考えたときに, われわれが今注目しているのは事象関連電位*（ERP）と NIRS です.

ADHD はやはり注意の障害, 最終的には認知の障害があります. 認知の障害がある場合に, 事象関連電位を調べると P300*などがはっきりと出ることが多いので, これはわりと使えるのではないかと考えています. 波形を見せると, 親にも納得・理解してもらいやすいです.

また, 注意の関連電位で mismatch negativity*というものがあります. ADHD の子どもでは, 今大事な音と雑音になっている音の重みづけがきちんとできていない場合が多いのですね. それで先生の声を一生懸命聞こうとしても, 後ろで生徒が話している声が気になって仕方がないんです. 重みづけができないので, 先生の声と後ろの生徒の話し声が同じように聞こえるわけです. Mismatch negativity はその重みづけがどの程度できていないのかを調べることができるので, これも最近は有効だと感じています.

それから NIRS*についてです. NIRS での脳血流を見ると, 健常児では課題を始めると脳血流量が増加するのですが, ADHD 児では血流が増加してこないことが見て取れます. もちろん, 脳血流は fMRI や PET, SPECT をやればはっきりわかるのですが, あんな閉鎖的な部屋に入るのもあまりいいことではないですし, 放射能

側注

● **CPT（持続処理課題）**
ADHD の中核症状のうち不注意と衝動性を客観的に評価する検査で, コンピュータの画面上に標的刺激が提示されるとキーをクリックする単純な作業を一定時間行うもので, その反応時間や誤反応, 無反応を測定することで定量化を行う.

● **事象関連電位**
誘発電位の一種であり, 種々の感覚様式の刺激が眼, 耳や皮膚などの感覚受容器に入力されてから大脳皮質に達するまでに, 脊髄, 脳幹部や大脳などの中枢神経のさまざまな部位で記録される一過性の電位変動を指す. 認知機能の客観的指標となる可能性があると言われている.

● **P300**
感覚刺激を遂行する際に誘発される, 頂点潜時を 300 msec あたりにもつ陽性電位であり, 作業記憶や注意などの認知処理を反映する電位として, 情報処理の最終段階に関係しているとされている.

を浴びるのもいいことではないので，子どもにあまり積極的にやらせたくないと思っているのです．そう考えると，NIRS はあまり子どもに負荷がかかりませんので，脳血流を見る補助的なマーカーとして使えるのではないかと思っているところです．

齊藤　生物学的マーカーは，残念ながら診断のマーカーとしてまだ十分に確立していない面がありますね．

飯田　まさにおっしゃるとおりで，現在の生物学的マーカーは健常と健常ではないというのを比べられるというだけで，ほかの疾患と鑑別できるわけではありません．State marker であって，疾患特異性のマーカーではないですね．

齊藤　しかし，治療上の示唆はとても多いですね．

飯田　そうですね．治療が有効に働いているかどうかは，これでわかると思います．ADHD 児では服薬前に比べて治療効果が見られた場合は服薬後に P300 や MMN が改善し，NIRS で脳血流量が増加しているのがわかります．服薬により症状が改善している様子がよくわかります．

● mismatch negativity
（MMN）
先行刺激の感覚記憶を利用して行う刺激弁別過程で，特に意識野以外の変化を素早く検出する機構である．つまり無意識的な自動処理を反映すると考えられており，低頻度刺激に対して刺激開始後 60〜100 msec から出現する陰性電位である．

● NIRS（near-infrared spectroscopy：近赤外線スペクトロスコピー）
非侵襲的な近赤外線の散乱光を用い，ヘモグロビン濃度を測定することで，主に大脳皮質における脳血流量の変化を知ることができる技術であり，拘束性が少なく，自然な日常環境下で測定することができる．

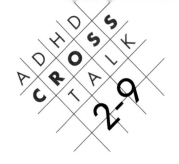

心理検査について

齊藤　次に心理検査について触れておきましょう．宮島先生はこれが must do という検査はありますか．

宮島　WISC-Ⅳの知能検査は必須ですね．WISC-Ⅳに限りませんが，心理検査で私がいちばん重視しているのは，検査者である臨床心理士とその子との関係性です．1 時間くらいかかる WISC の場合には，入室から退出までの行動についての記述を注意して読むようにしています．ADHD の診断基準では 2 つ以上の状況で症状が存在することが必要ですが，学校からの情報が得られないときには，心理士との 1 対 1 の場面での行動を見ることが，診断の一助となることがあります．ですからこの WISC の知能検査で行動を見るのは診断に際しても非常に有用と考えています．

　WISC の検査をした際の ADHD の子の傾向としては，集中して行わなくてはならない課題（迷路の検査など）では，書き込む文字や線が枠からはみ出ることが多いように感じます．また，途中で飽きてしまって離席したり，課題説明を聞く途中で課題に手を出してしまうという行動もみられますね．

齊藤　飯田先生，お願いします．

飯田　宮島先生と同じく WISC-Ⅳ*がいちばんだと思っています．その中の検査データとして最も気にしているのは作業記憶指標（ワーキングメモリー指標：WMI)*と処理速度指標*です．この 2 つの項目が下がっているかどうかは必ず見ますね．

　また，下位項目としては特に逆唱を気にかけています．数唱の中でも順唱はきちんと言える子が多いのですが，塊として記憶ができにくいためか，逆唱が苦手な子が ADHD には多いように感じます．あとは，符号，算数，記号探し，積み木模様のデータが低下するこ

● WISC-Ⅳ
ウェクスラー知能検査の一種で，児童向けで 6〜16 歳の子どもに適応される．言語理解指標と知覚推理指標とワーキングメモリ指標と処理速度指標の 4 つの構成スコアが結果として示される．

● 作業記憶指標（ワーキングメモリー指標：WMI）
数唱，語音整列，算数などの下位項目検査により短時間の記憶の能力がスコア化されたもの．

● 処理速度指標
符号，記号探し，絵の抹消の下位項目検査により処理速度がスコア化されたもの．

JCOPY 498-22918

とが多いです．ただ，だいぶ個人差がありますので，そんなにこの
データに頼っているわけではありません．

　宮島先生がおっしゃったように，ADHD の子どもは，課題をし
ているとき，じっとしていなくて常に身体が動いていたり，集中で
きなかったり，時間が経ってくると簡単な問題を間違えたりという
ようなことがあります．その状態を検査している心理士の方に把握
しておいてもらうというのが，心理検査でいちばん重要なことかな
と思います．

　WISC のほかには DAM グッドイナフ人物画知能検査*をしてい
ます．この検査で人物像を描いてもらって IQ を出しますが，ASD
の子どもでは WISC の IQ とグッドイナフ検査の IQ に差がある一
方，ADHD の子どもではあまり差が開かないのです．これを ASD
と ADHD の鑑別に使うときがあります．また，PF スタディ*でそ
の子の衝動性や社会性を見てみるときもあります．

宮島　絵といえば，私はバウムテスト*と家族画を描いてもらうよ
うにしています．グッドイナフ検査もやるときがあります．非言語
性検査を通して得られる情報は大事なことがあるように思います．

齊藤　数値として明確にプロフィールが見えるという点で，WISC-
Ⅳは情報量が非常に多いので，ADHD に限らず発達障害の診療で
は絶対に行うべき検査です．飯田先生がおっしゃったワーキングメ
モリー指標と処理速度指標の低下はもちろん ADHD の典型ですが，
一方でワーキングメモリー指標は低く，処理速度指標は高いという
ケースにもよく出会います．これも ADHD の WISC-Ⅳプロフィ
ールの典型の一つととらえてよいのではないでしょうか．

飯田　そう思いますね．

齊藤　純粋 ASD では，ワーキングメモリー指標はそんなに下がっ
ていないのに，処理速度指標ががっくり下がるというプロフィール
によく出会います．純粋例の場合，ASD と ADHD ではこの 2 指
標の高低が逆な感じがします．ただ WISC は，先ほどの事象関連
電位や NIRS と同様，疾患特異性の指標として十分ではないことを
忘れないようにしなければなりません．

● **DAM グッドイナフ人
物画知能検査**
グッドイナフによって
開発されたもので，人
物像を描いてもらい，
そこから知能指数を測
定することができる．
ASD では WISC で得
られた知能指数より本
検査の指数が低いこと
が特徴である．

● **PF スタディ**
投影法検査の一種で漫
画風の刺激図を利用し，
欲求不満状況による反
応のタイプからその性
格傾向を把握する検査．

● **バウムテスト**
1920 年代にスイスの
Emil Jucker が樹木の
文化史や神話の歴史を
研究し，職業指導に役
立つように創案したと
され，1949 年にスイス
の心理学者 Karl Koch
が「Der Baum test」
を発表し，世界に広ま
った性格検査の投影法
の一つで，「1 本の実
のなる木」を描くこと
で精神状態やパーソナ
リティを判断する．簡
単で非言語性の検査で
あることから子どもを
含めさまざまな年齢層
や言語的表現が苦手な
人でも適応できるが，
あくまで補助的検査に
位置付けられる [9, 10]．

飯田　そうですね.

齊藤　WISC-Ⅳの情報量は非常に多いですから, must do の心理検査の第一にあげるべきでしょうね.

宮島　いちばん困るのは, 児童相談所で先に検査をしてきてしまう場合ですね.

飯田　ああ, 児童相談所からは結果をもらえないですよね.

齊藤　そういう場合が多いですね.

宮島　もらえたとしてもスコアの数値だけですね. IQ 値だけでまったく他の情報がないので, 困ることは多々ありますね.

齊藤　先ほどお二人のお話にあがった「描画」というのは, ADHD に限らず発達障害の診療に大事かもしれないですね.

　PF スタディや文章完成法*は, かなり直接的にその子の感情の状態や関係性の状態を反映しますので, 思春期の子どもの場合には必要な検査の一つになるかと思います. また思春期頃には, 場合によってはロールシャッハテスト*などもやってもいいのかもしれませんね. この検査では, どういう防衛が優勢になってきているのか, どういう自己感・自己像を持ち始めているか, などが何となく見える感じがします. 反応数の非常な多さから, 運動性の多動さは落ち着いてきていた高校生でも, 思考の量的な多さ (いわば「思考の多動性」) が存在することがわかり, その高校生の頭の中はあまりにビジーな状態にあるとわかった経験があります. その結果からその子どもがどこかいつも上の空のように見える理由が少しわかったような気がしました.

　心理検査のバッテリーについてまとめるとしたら, 発達障害の診断には WISC-Ⅳ を中心にいくつかの心理検査を組み合わせ, さらに注意機能について評価する場合には CPT 検査を含む神経心理学的テストバッテリーである CAT (標準注意検査法) をやってみるのもいいかもしれない, といったところでしょうか. もっとも CAT は全部実施するとかなり時間がかかって大変ですね.

宮島　大変ですね. ただ公認心理師が認められて臨床の場に入ることによって少し変わるのではないかという気がしています. 今私の

● 文章完成法
SCT 精研式文章完成法テストのことで, 人格テストに分類される投影法心理テストである. 文頭からの書きかけの文章 (たとえば「私の母は…」の続きを書き入れることで文章を完成させることに取り組む.

● ロールシャッハテスト
同じく人格テストの一つで, 異なる 10 枚のインクブロットを 1 枚ごとに提示され, 被検者はその部分や全体が何に見えるかを列挙する投影法心理テストである.

JCOPY　498-22918

クリニックにはいないので，そこまでなかなか時間がとれないとい
うのが痛いところです．

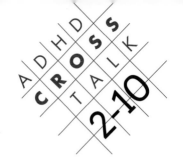

診断・評価の結果（見立て）を
親，学校とどう共有するか

齊藤 本章の最後に，ADHD 診断・評価の結果（見立て）ができたところでその内容を親や，学校，本人とどのように共有するか話し合っておきましょう．

飯田 先ほど宮島先生にお話していただきましたけれども，親や学校と情報を共有するにあたって，共通言語として ADHD-RS-J がとても使いやすいので，これを有効に使うべきだと考えています．ADHD-RS-J の利点は 3 つです．まずは，学校の先生にも親にも同じ ADHD-RS-J をつけていただくことで，情報を共有できる一つのきっかけになるということ．2 つ目は，ADHD-RS-J をつけていただく中で，評価が親と学校で違った場合に，なぜ違うのかを考えられるきっかけなるということ．3 つ目は，評価をしてもらうことで，治療の有効性を縦断的に見ていくことができるということです．

　ADHD-RS-J は学校でも複数回使用していただくことになりますので，学校の先生に一度病院に来ていただくか，来られない場合には連絡をしあって状況について話し合います．三者で本人について考え，適切な治療を進めていこうという姿勢・連携を作ることで，三者それぞれの立場から，どのように子どもに対応してもらうのがいいのかを言いやすくなるように思います．

　やはり ADHD-RS-J を有効に活用して，特に子どもの場合は，学校や先生を巻き込むということがとても大事だと思っています．

齊藤 本人への告知についてはどのように考えておられますか．

飯田 本人への告知は今になってもなかなか慣れるものではありませんが，事象関連電位，NIRS など，いろいろな検査をしますので，やはり本人には検査の結果をていねいに伝えなければいけません．

小学校の低学年だったら小学校低学年なりに，小学校の高学年だったら小学校高学年なりに，本人のレベルに合わせて，理解できるような言い方で伝えます．なお，本人の告知の際には，親にも，本人のわかるような言葉で伝える旨を前もって知らせるようにしています．

　小学生には診断名を伝えぬまま，「こういう特性があるから，このように薬をやってみると，あなたの困っていることがよくなるかもしれませんよ」という感じで伝えます．小学校6年生から中学生頃になると，本人もインターネットなどでいろいろ調べていることがあって，先に診断名を知っていることもあります．中学生になると，親と相談しながら診断名を告知して，きちっと向き合いましょうかという感じになります．

　告知の際には，必ずメリットや長所などを加えてお話しし，自尊感情が低下しないよう気をつけています．また，比較的予後がよいこと，将来的に服薬の必要がなくなる可能性が高いこと，治療することで生活しやすくなることを必ず伝えるようにして，治療に対するモチベーションが下がらないようにしようということは心がけています．

齊藤　どうもありがとうございます．宮島先生はいかがでしょうか．

宮島　告知については，今飯田先生がおっしゃったとおりで，本人が理解できるレベルの言葉で伝えるというのは本当に大事だと思います．

　私は基本的に9歳前には障害名はお伝えしません．日々の診療では，症状で困っていることに助けられるものがあるか，それから君自身が治すべきものがあるかというのを，できるだけ聞き出すようにして，病院に来ることを楽しくするというのが一つのメッセージだとと思っています．飯田先生のおっしゃった「何で僕は薬を飲まなきゃいけないの」という問いは，小学校の高学年，5〜6年生頃から出てくると感じています．そのようなときには「薬を飲んでこれだけよくなったよね」といったポジティブな感じで話をするようにしています．ただもちろん「やめてみたかったらやめてみてい

いよ」という話もしますが，実際は中学生頃までは飲んでいる場合が多いですね．小学校でやめる例はほとんどありません.

　学校との情報共有は飯田先生がおっしゃったとおり，やはり可能な限り文書での情報交換が重要だと思っています．ADHD-RS-Jは必ず使います．また，経過の中ではQCD（子どもの日常生活チェックリスト）やIRS（関わり指標）も使っています．また，私の一般向け講演時の配布資料を，初診の段階からお母さんや家族にお渡ししています．学校の先生にもADHD-RS-Jをつけてもらうときに，この資料にお母さんと話した内容を書き添えてお送りしています.

　ご家族にお話ししたことが学校に正確に伝わっていないという例をしばしば経験します．そのためやはり口頭での伝達は極力避けるようにしています．いざとなって，学校と保護者がいさかいを起こしているときには，保護者の方に許可をいただいてその場で直接学校に電話をして，先生と話をすることもあります．とにかく，できるだけ問題となっている行動を共有できるようにすることが大切です．片方の話だけを聞いていると，食い違いが生じることが発生するので気をつけています.

　2014年に東京家政大学子ども学部に移ってから，入間市の自治体が非常に協力的だったので，教育センターの心理士，相談室長と，私の3人でチームを組んで，入間市の学校を巡回したことがあります．また教育センターの仲介で2014年10月から2016年3月までは，クリニックの診察時に毎回，校長先生か担任の先生，もしくは園長先生がついて，ご家族と一緒の場というのを作ることができました．それ以来，校長先生や養護の先生が私の月曜午後の外来にきてくれるようになっています．また，学校の先生から講演の依頼や，ケースを紹介ということもありましたので，お互いが理解でき，問題を共有できて，共感性を持てるような医療機関となれたのではないかと考えています.

　以前，「医者に学校のことがわかるか」などと言われた経験があります．やはりわれわれがむやみやたらに入り込むと，余計なもの

が入ってきたと思う先生も中にはいらっしゃったということですね．それを打開するためにも，われわれのほうから訪問すること，時間を割くことも必要ではないかと，経験的に思っている次第です．

齊藤 ありがとうございます．学校との連携については，ほとんどの医師が必要性を感じているとは思いますが，実際にはなかなか難しい面もありますね．当然ながらこのクロストークの結論はやはり行ったほうがよいということになりますが．

　どの段階で学校と連携を取りあうかは，ケースによって全然違うだろうなとは思います．まず親が子どもの ADHD を受け入れることができないと，学校と親の連携はうまくいかないように感じます．ADHD の子を持つ親としてのアイデンティティがそれなりに確立した頃が，学校と連携し合えるチャンスだと思います．

　これはペアレント・トレーニング（第3章を参照）をやっていて思うのですが，ペアレント・トレーニングのフルコース（10回＋ブースター・セッション1回の計11回）では，学校との連携について考える時間が9回目のセッションにあります．そのセッションはすでに終わりに近い回ですから，そこまで来ると大半の親は子どものことについて学校とかなり率直に話し合っていけるようになっています．結局，親は子どものことをきちんととらえられるようになると，学校との交渉や，情報のすり合わせができるようになるということです．つまり，親もまた自信を持てないと，対等な立場でわが子のことを学校と一緒に考えるという取り組みに踏み出せないのではないかなと思っています．

　そういう点で，学校と連携をとる前に，私はまず親の腹が据わるのを待ちます．学校でよほど悪いことが起きている場合は別ですけれども，そうでなければひとまず親に任せる．そして親の腹が据わるのを目指しますね．

　それから，子どもへの告知は本当にデリケートな課題だと思います．飯田先生がおっしゃったように，薬物療法の開始前に心理検査などの検査結果を子どもに伝えるときに検査結果を含む見立ての説明という形で告知のチャンスはあると思います．先生方お二人とも

強調しておられましたが，ADHDという発達障害は得意なほう（強み）と苦手なほう（弱み）の両方の翼を広げた鳥のように空を飛んでいるというイメージでADHDの特徴を子どもに話します．その際，苦手なほう（症状など弱みの側面）を伝えるからには，それには対処法があるということを必ず伝えてあげないと，子どもは失望してしまいます．ちなみに私は，この強みと弱みの翼の話をする際，まず具体的に強みについての説明から話します．

宮島　同じですね．

齊藤　「ADHDであるあなたにはこういう長所や強みがあります．しかしこういう苦手さやこんな難しい面，つまり弱みもありますよね．そういう弱みは長所や強みでカバーしていけるように一緒に考えていきましょう」，あるいは「これは苦手だって知っておくと，案外うまくいくことがありますよ」というような形でお伝えしますね．

　もう一つ，本人への告知，あるいは家族への告知も同じかもしれませんが，1回だけでなくタイミングを見て何回かやらなければ駄目だということは心得ておきたいですね．

飯田　そうですね．

齊藤　子どものライフステージが移っていく過程で，正確な，そしてバランスのよいADHDイメージを持ってもらう，あるいはADHDは自分の価値を損なうものではない，持って生まれた特徴としてとらえるということを目指すなら，そのためには必要なタイミングで何回か伝えるつもりでいなければなりません．そう考えると，小学校で1回，中学で1回，高校で1回くらいは最低やらなければいけないのではないかという感じがしますね．

■ 親と学校の問題意識の差について

飯田　最近困っているのが，親は全然問題意識がないにもかかわらず，学校が困っているから「あんたの子はADHDかもしれんから，病院にいって診てもらえ」と言って，先生は病院に来ないケースで

す．親と子どもだけが来て，まったく情報が入らないのですよね．

齊藤　「行けって言われました」と．

飯田　「行けって言われました．別にうちの子普通です」って（笑）．まったく親に認識がなかったら，こっちも診療のしようがないという感じになりますね．

宮島　まず少なくとも薬のコンプライアンスは悪くなるので，薬物療法は難しいと思います．

齊藤　そうでしょうね．

飯田　そうですね．親も飲ませませんしね．

宮島　まったく同じ経験があります．やはりそういう場合は面談だけ繰り返す．繰り返していく中で，本当に困っていることがないかどうかということを聞いていくしかないのかなと思います．

飯田　そうですね．

齊藤　そういうケースは，取りあえず親の愚痴を聞く役をしばらく引き受けようって私は考えるかな．

宮島　私が経験したのは 6 歳になった幼稚園の年長さんだったのですけれどもね．お父さんの言い分は「この子を障害というなら私もだ」と．

飯田　ああ，そういう人，いますいます．

宮島　お父さんを育てたおばあちゃんは幼稚園の先生たちがレッテルを貼ろうとしているという被害者的な雰囲気なのです．そのかわり，面談だけはずっと 3 カ月に 1 回通ってきました．

飯田　ああ，それは素晴らしいですね．

📘 参考文献

1) 齊藤万比古, 編. 注意欠如・多動症―ADHD―の診断・治療ガイドライン. 第 4 版. 東京: じほう; 2016. p.120-202.
2) 宮島　祐, 田中英高, 林　北見, 編. 小児科医のための注意欠陥/多動性障害―AD/HD―の診断・治療ガイドライン. 東京: 中央法規出版; 2007.
3) Conners KC, 原著. 田中康雄, 訳・構成. Conners 3 日本語版 [DSM-5 対応] (保護者用・教師用・本人用). 東京: 金子書房; 2017.
4) 黒澤式レーダーチャート. In: 黒澤礼子. 新版 発達障害に気づいて・育てる完全ガイド. 東京: 講談社; 2007.
5) 高山恵子. 発達障害に気づかなかったあなたが自分らしく働き続ける方法. 東京: すばる舎; 2012.
6) 松本英夫, 飯田順三, 責任編集. 子どもの心の診療シリーズ 8. 子どもの精神病性障害―統合失調症と双極性障害を中心に. 東京: 中山書店; 2009. p.41-51.
7) 飯田順三, 編. 発達障害医学の進歩 31. 発達障害の最新の科学的知見と実地臨床. 東京: 日本発達障害連盟; 2019. p.65-74.
8) 歯状核赤核淡蒼球ルイ体萎縮症 (DRPLA). https://www.ncnp.go.jp/nin/guide/r2/genedigmanu_html/DRPLA.html　2019 年 11 月 30 日閲覧.
9) カール・コッホ, 著. 岸本寛史, 中島ナオミ, 宮崎忠男, 訳. バウムテスト第 3 版―心理的見立ての補助診断としてのバウム画研究. 東京: 誠信書房; 2010.
10) カレン・ボーランダー, 著. 高橋依子, 訳. 樹木画によるパーソナリティの理解. 京都: ナカニシヤ出版; 1999.
11) 齊藤万比古, 編. 注意欠如・多動症―ADHD―の診断・治療ガイドライン. 第 4 版. 東京: じほう; 2016. p.66-75.

第 **3** 章

ADHDの
治療・支援をめぐって

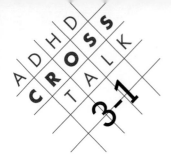

3-1 治療・支援の現状について何を感じているか
─ポジティブな点，ネガティブな点

齊藤 いよいよ治療・支援の章です.

　基本的には子どもを対象にした内容が中心ですが，大人のことについても折に触れお話しいただけるとよいかと思っています．とりわけ，われわれ精神科医は大人の ADHD にも関わることが少なくありませんので，飯田先生にはぜひそのような点も含めてお話しいただければと思います.

飯田 わかりました.

齊藤 まずは現状について語り合おうということで，先生方は ADHD 診療の現状，特に治療面の現状について，どのようにお感じかという質問をしたいと思います．まずは小児科の観点から宮島先生にお願いします.

宮島 はい，わかりました.

病態理解・連携

　まず病態理解・連携についてですが，20 年前，10 年前と比較して，明らかに教育者の ADHD に対する理解が上がっている，また理解しようと学びの姿勢を高めていると思います．実際に学校を訪問してみると，理想的な対応を試みている先生も少なからず存在するようになっていると感じます．さらに直接紹介してくる幼稚園・保育所・小中学校や教育センターも増えてきている実感があり，教育界と連携がしやすくなってきたと感じています．教育の現場で理想的な対応をとれる先生がいることは，子どもたちの居場所が増えることにつながります．もちろんまだまだ理解が不十分な方や，疾患（disorder）という概念にとらわれて ADHD を拒絶されている方がいらっしゃることも事実です.

JCOPY 498-22918

薬物療法

　次に薬物療法では，ADHD の治療薬は 3 種類ありますが，このように適応薬物の種類が増えたことで，選択の余地が広がり，また，副作用なども考えながら調整しやすくなりました．この点も昔に比べて進歩していますね．やはり治療の幅が広がりました．

　一方で，「薬を服用すれば治る」と考えている先生方，インターネット情報などから，自分の子は ADHD だと思い込む親がいらっしゃることも実感しています．ただ私としては，家庭にも学校にもその子どもたちの居場所ができるような関わり方をしていきたいと考えており，すぐに診断，薬という対応は違うと思っています．ですから ADHD 児に関わる支援者たちには，まずその子の特徴を見て，対応を学んでいってほしいと思っているのです．しかし，特に初診時など，親の中で知識が整理できていない時期にお話をしていると，親の希望と私の思いが平行線になってしまっていると感じることは実際にあります．

地域格差

　最後に，都市部と郊外地域とで地域格差があると感じています．都市部では教育センターといった自治体などとの仕組みや連携が徐々に回りつつあるところもありますが，郊外地域では対応が進んでいないのが現状です．これも今後解決していくべき問題のように感じています．

齊藤　どうもありがとうございます．では，精神科の立場から飯田先生いかがでしょうか．

飯田　はい．精神科の立場からはポジティブな点とネガティブな点の両方があげられると思います．

ポジティブな点

　まず，一般社会の中で ADHD も ASD も含め，発達障害についての関心が非常に高まってきており，ともに知識も普及されてきて

います．これは良い意味でも悪い意味でも，社会の発達障害に対する関心の高さを示しているように思います．同時に，成人を対象にしている精神科医の先生方の関心も高まってきています．ご自身が診ておられる成人の患者さんで，発達障害を診断の可能性として考慮するようになったことは，臨床的に非常に新しい視点だと思うのです．これもとてもいいことだと感じています．境界性パーソナリティ障害という新しい概念が登場してきたときに，ものの見方が新しくなったと感じた先生が多いと思いますが，そのときと同じような変化だと考えています．

また以前は，発達障害は明らかな脳の病気，生物学的な病気であるととらえられていたために，心理社会的治療は無効とされていましたよね．それが今では心理社会的治療が重要だと言われ，実際に治療効果も明らかになってきています．今は主に ADHD，ASD についてその効果が示されていますが，徐々に知的障害の子どもたちに対しても精神療法的アプローチの重要性を見つめ直す視点が出てきているようにも思いますので，それもとてもいいことだと思います．

教育の面では，inclusive な教育が重要だと言われてきています．実際の社会の中でも発達障害の人たちがさまざまな分野で働いたり，活躍したりされています．発達障害特性を持っている人は医者にもいますし，看護師，教育者，ケースワーカーにもいます．すでにさまざまな分野で，発達障害の人たちが一緒に働いていますので，どのように一緒にやっていけばいいのかを考えるうえで，学校の時代から inclusive な教育をしていく姿勢が出てきたことも，いいことだと思います．

最後に，適応薬物の種類が増えたことです．薬物療法に関する戦略が増えたことで，医師として ADHD の患者さんをみるうえで選択の幅が広がり，非常に助かっています．

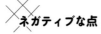

ネガティブな点
一方ネガティブな面としては，発達障害の関心・知識が普及した

ことで，「ADHD かもしれない」といった疑いの目で患者さんを見るようになると，逆に過剰診断になってくる可能性が出てくることです．

　それから，先ほど心理社会的治療の重要性について述べましたが，ADHD には比較的有効な薬物があり，その効果が高いがために，薬物療法だけに終始してしまう医者も増えてきているのではないかという心配はあります．

　また，医療・教育・福祉が連携すべき，という考えが広がっています．実際に連携が進んでいる面ももちろんありますが，一方で問題の所在が曖昧になっているようにも感じています．つまり，本来は教育や福祉の問題もすべて医療の問題にされてしまう懸念があるのです．これは教育側，福祉側からはまた別な意見があるかもしれません．ただ，われわれ医療者はときに「果たしてこれも医療の問題か」と考えてしまうときがあるのも事実です．

　それと，実際に大人になっていく発達障害の患者さんを見るときに，どうやって仕事に就かせるのか，という問題があります．実際に就労できるだけの力は持っているにもかかわらず，なかなか就労先が見つからない現状を考えると，就労支援が少ないように感じています．

齊藤　どうもありがとうございます．ADHD を取り巻く現状がクリアになったように感じます．

　飯田先生がおっしゃった，新しい視点・パラダイムの提供についてです．かつて「境界性パーソナリティ障害」という概念が出てきたときには精神病理を含めた精神医療の世界に非常に大きな影響を与えました．これを例に考えるとわかりやすいと思います．ポジティブな面としては，新しい視点の提供により，新たな観点から治療の開発が進むことがあげられます．一方で，考えなければならないネガティブな面として，結局，登場した新たな疾患概念が処遇困難例・治療困難例のトラッシュ・コンテナ的受け皿となってしまう可能性もあることがあげられると思うのです．そのため，ADHD もASD も，そうならないために，何でもかんでも発達障害，何でも

かんでも ADHD，あるいは ASD と見てしまうという風潮にブレーキをかけ続けることが専門家の任務の一つであると感じます．何でも新しい概念というものは大衆化しがちですから．

飯田　そうですね．

齊藤　ADHD や ASD の概念も，すでに大衆化しつつある徴候は見えてきていますよね．この現状にブレーキをかけながら，医療側からADHD や ASD の子どもに資する正しい提案を続けることが喫緊の課題ではないかとあらためて感じています．

　結局，ADHD という特性を持った人生がどういったものであるのか，あるいはどう実現すべきものなのかといった問題に，本来は医療も関わっているにもかかわらず，案外無頓着な気がします．薬物療法を行い，問題となっている症状が軽くなったら治療はそこで終わり，ということが多いのが現実ではないでしょうか．でも，医療側からの支援がそこで終わってしまうと，症状は軽快しても，ADHD を持った自分自身に希望を見つけ出せない，あるいは絶望し投げやりになる方が少なからず現れるのではないかと思うのです．ですから治療の延長として，ADHD 特性を持った彼らのよりよい生き方とは何かという課題について医療側も真剣に考えていくことが必要だと思います．たとえ治療の必要な面があったとしても，ADHD 特性を持っていることは不幸なことではないということを，われわれ医療者は臨床の中で当事者やその家族に伝えていかねばならないし，それも治療の大切な領域だと思います．

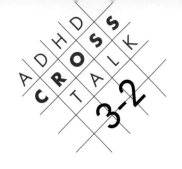

治療・支援は何を目指して行うのか

齊藤　それでは次に治療や支援の到達点，目標をどのあたりに設定するかについてお考えを聞かせていただきたいと思います．飯田先生いかがでしょうか．

飯田　はい．これは齊藤先生ご編集の『注意欠如・多動症─ADHD─の診断・治療ガイドライン』に書いてある通りだと思っていて，そこには「治療目標は決して ADHD の 3 主症状が完全になくなることに置くのではない」と書いてあります（p.(35)）．つまり，症状を完全に消失することが目標ではなくて，大事なのは社会にうまく適応できるようになること，そして自らのパーソナリティと折り合いをつけながら「まあまあ・ほどほど・そこそこの自分」を見つける，ということです．患者本人がうまく折り合いをつけて社会に適応できるようになったら，そこが到達点だと思いますね．

齊藤　次に宮島先生はいかがですか．

宮島　飯田先生にまったく同感です．最終的な治療のゴールの目安は，self-esteem（自尊感情）が適切になったときだと考えています．ただ，そこに至るまでに経ていく時期ごとの小さなゴールがあると思っています．

　まず乳児期・学童低学年頃には，まずは心理社会的基盤を構築することが目標だと思っています．その子に関わる親であれ学校の先生であれ，大人が，その特性を理解し受け入れることが，ADHD治療支援の最初の目標です．特性を理解することによって，子どもとの関わり方を学ぶことができますし，学校と家庭，そしてわれわれ医療者との連携もスムーズにできるようになるからです．年少であればあるほど，家庭や学校の環境整備は必要だと思いますね．

　学童低学年頃までは家族との信頼関係の構築が重要ですが，学童

期中盤頃（9〜10歳頃）からは患者本人と主治医との信頼関係を構築していきます．そのために行うこととしては，本人の理解を促すことです．日常で困っている具体的な症状や服薬の目的についてきちんと説明したうえで，症状や薬との関わり方を一緒に考えます．そうやって本人との信頼関係を構築することで，徐々に患者の self-esteem（自尊感情）の向上を図っていきます．

　適切な治療を続けていくと，患者本人が自分の特性を理解し，困っている問題の対処を学び，克服できた成功体験を積み重ねていくことができ，結果として self-esteem（自尊感情）が適切となっていきます．ここまできて，患者本人が自分に自信を持てるようになってきたら，薬物療法のゴールの目安です．

　無事に薬物療法が終わったら，その後 1〜数年経過観察したのち，本人の意思を尊重して通院を終了させます．もちろん「困ったらおいで」と伝えることは忘れません．

齊藤　非常にていねいな説明をありがとうございます．

　私が『注意欠如・多動症—ADHD—の診断・治療ガイドライン第 4 版』において示したかった ADHD 治療のゴールは，「症状を完璧にねじ伏せる」ことではないということです．臨床で，さまざまな子どもの心の疾患，問題に関わってきましたが，見事に症状が消えて，まったく別の生き方ができるようになった例は少数に過ぎません．むしろある程度疾患の残滓を抱えたり，少しは影響を受け続けたりしながら，その現実と折り合いをつけ，経験を強みに変えていくという生き方こそ望ましい治療の結果のように感じています．そう考えると，ADHD の治療目標というのは，ADHD 特性を持った自分自身を肯定的に受け止められる程度まで，症状やその他の弱みを軽快させてあげることということになると思うのです．これに付け加えるなら，弱みを乗りこなし，ある程度まで肯定的な自己像を持つことができるようになること，これも治療目標です．

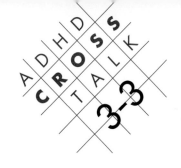

治療・支援の流れ

齊藤　今までは治療の大枠についてお話していただきましたので，次は具体的に治療・支援の流れについて話し合いたいと思います．ガイドラインには **図4** のような治療アルゴリズムを示しました．このような治療の流れを先生方はどう感じておられるかお聞かせください．現実の ADHD 治療と結びつけながらお話しいただければと思います．

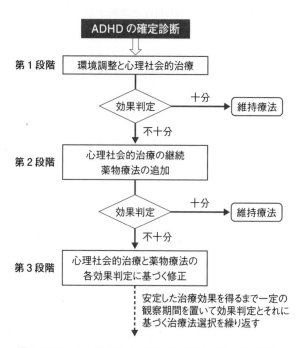

図4 DSM-5 に準拠した ADHD の治療アルゴリズム
（齊藤万比古，編．注意欠如・多動症—ADHD—の診断・治療
ガイドライン．第4版．東京：じほう；2016. p.(22)[1] の
図7より改変）

宮島　私は基本的にガイドラインのアルゴリズムに沿って臨床をしています．アルゴリズムは治療に非常に役立っていますね．

　治療の流れとして，まず，WISC-Ⅳなどの知能検査を行い，その子の認知能力の特徴をとらえることが最低限必要だと思います．認知能力の特徴を知ることで，生活へ適応するにあたっての問題点がとらえやすくなるからです．アルゴリズムに沿って診断を行い，最終的に他疾患との鑑別を行ううえでも知能検査から得られる情報はとても大事だと思います．

● 子ども家庭支援セン
ター
2017 年 3 月に厚生労
働省から「市町村子ど
も家庭支援指針（仮
称）」素案が発表され，
各自治体において，18
歳未満の子どもや子育
て家庭のあらゆる相談
に応じるほか，ショー
トステイや一時預かり
などの在宅サービスの
提供やケース援助，サ
ークル支援やボランテ
ィア育成などが行われ
ている．

　次に，不適切な親子関係，養育関係が本当にないかどうかを探っていくことですね．児童相談所や子ども家庭支援センター*から紹介されるケースの中に，愛着関係がきちんと構築できないまま育っている子が少なからずいることを痛切に感じています．そのため，大人から言われた症状から ADHD と診断するのではなく，子どもの目線に立って情報を集めたうえで，最終的な診断につなげていかなければならないと思っています．

　そのようにして聞き取った成育歴，家族歴，現病歴と，WISC-Ⅳなどの心理学的諸検査の結果を踏まえて，最終的に治療を組み立てていきます．この流れがアルゴリズムとその手段としての臨床面接フォームに表れているように感じています．

齊藤　宮島先生は薬物療法にかかるまでの期間についてどのようにお考えですか．

宮島　私が ADHD を診断する際「症状が 2 つ以上の状況において存在する」という条件を重要視しています．やはり 2 つ以上となると家庭と学校での状況を知りたいところです．家庭での状況は家族から伺い，学校からも情報を集めます．その子がどういう行動をとっているのか，その行動を親や先生はどのようにとらえているのかを知ることが大事だと思います．こういった情報を集めていくことが，先ほども話にあがった「連携」の始まりとも言えます．ただ，どうしても学校から情報が得られにくい場合には，知能検査での態度を心理士さんから伺ったり，診察室に入る前の状況をスタッフから聞いたりすることで，参考にする場合もあります．

そういった過程を経た後となるとどうしても 2 カ月ほど要します．その後必要であれば薬物療法開始となりますので，やはり初診時から薬物を処方するのは避けるべきと考えています．

　われわれ医師が診察するうえで留意しておきたいのは，診察室という場で緊張している子が，リラックスするまでには 10 分や 20 分では足りないということです．ただ，飽きるまでにどれくらい時間がかかるかを見る視点もあるといいのではないかと思います．さらに，子どもたちからの非言語性の情報を受け止める必要があると思います．これは小児科医としては発達障害に限ったことではありません．

　以上を総括して診断したうえで，治療・支援のスタートに立つべきだと思っています．

齊藤　ありがとうございます．治療の流れが確立するまでの過程を強調してお話しいただきました．飯田先生はいかがでしょうか．

飯田　今お話を聞いていて，私も宮島先生とだいたい同じような臨床をしていますね．流れとしては，まず初診でいろいろお話を聞きます．そして学校での様子を教師たちに聞きます．

　鑑別診断のためには，心理検査や頭部 MRI 検査，事象関連電位，NIRS，また血液検査などを行います．その検査結果がそろうのに 2 カ月ほどかかりますので，その間に親や学校の先生へ向けた十分なガイダンスを行います．要するに，保護者や学校の先生，できれば本人も含めて，ADHD という疾患について理解していただき，ある程度受け入れてもらえるように説明していきます．そうやって環境を整えてから薬物療法に入っていかないと，薬物もあまり有効に作用しないのではないかと思っています．このように薬物療法に先行して心理社会的治療を行いますので，薬物療法をスタートするまでに 2 カ月はかかっている，というのが現状です．

　心理社会的治療はとても大事だと私自身思っているのですが，最近のシステマティックレビューやメタ解析[2]では必ずしも効果が高いという知見は得られていません．ですから，何か特殊な心理社会的治療ではなく，宮島先生もおっしゃっていたような，親に対す

る心理教育や学校に対する環境調整といった行動療法的アプローチ[3]がいちばん重要で意義のある心理社会的治療になるのではないかと思っているところです．やはり，心理社会的治療も，いろいろなものを組み合わせてバランスをとった治療にすることが大事で，何か一つに特化するべきではないと思います．

齊藤　そのメタ解析などの研究で，多少とも effect size の高めな技法というのは何かあったのですか．

飯田　やはりどの論文を読んでも，ペアレント・トレーニング[4]の effect size は比較的高いようですね．ただ，いろいろな治療を組み合わせるのが有効だとする論文[5]が今は多いように感じます．

齊藤　患者本人を対象としたソーシャル・スキル・トレーニング（SST)*や行動療法，認知行動療法*といった技法は効果がはっきりしていないのでしょうか．

飯田　していないですね．

齊藤　むしろ親機能を支える技法のほうがいささかなりとも効果的なようだということですね．ペアレント・トレーニングの手応えは私も実践して感じています．

飯田　そうですね．

齊藤　親を支えることはもちろん重要ではありますが，やはり子どもをいかに支えるかについても考えていかねばなりませんね．これは心理社会的治療支援のところでも述べますが，たとえ仮説の域を出なくとも子どもたちと精神療法的に，あるいは認知行動療法的に関わっていくことは長期的な視点で見れば有益な治療支援になっていると考えます．すぐに効果は出ないかもしれないですけれどね．

　いずれにしても，ADHD-RS-J で点数が高いから，「ADHDですね．じゃあ，お薬を飲みましょう」という診療は，やはり親の不信感を強く刺激しますね．まずはそのような現状から抜け出さねばならないということは確かだと私は思っています．

　ここまで語り合ってきましたように，たとえば治療アルゴリズムで示したような「治療の流れ」という意識を常に持っていることが大事だと思っています．流れとしてこのアルゴリズムで心理社会的

● **SST（social skill training)**
ADHD の子どもが教室やその他の場で他者と交流するうえで必要な社会的行動を経験的に習得できることを目指す行動変容療法の一つであり，集団もしくは個別で行われる．

● **認知行動療法（cognitive behavior therapy: CBT)**
子どもが自分の行動を導く優勢な感情やそれを引き起こす誤った認知に気づき，それを修正していくことに取り組む治療法であり，ADHD の子どもでもよく実施される自分の衝動的な怒りのコントロールに取り組むアンガー・コントロールにも CBT の考え方が組み込まれている．

治療を先行させるという点を強調していますが，それは直接的な効果を云々する前に，ADHD 特性を持つ子どもと一緒に生きていくという事実に親が希望を少しでも持てること，そのうえで親としての自分の機能をポジティブにとらえなおすこと，すなわち治療・支援の基盤づくりにまず取り組むべきという意味なのです．心理社会的治療がきちんと位置づけられずに薬物療法が始まってしまうと，親にとっても子どもにとっても薬物療法の位置づけがずいぶん違うものになってしまいます．

宮島 薬物を勧めるにあたって作用機序を説明するときに，私は「君がやる気を持っていると，それを後押しするのにこの薬は効くんだよ」と伝えています．本人が能動的に治療に取り組めるようにするためにも，親や学校側の協力といった環境は必須ですね．治療していてもなかなかうまくいかないケースでは，家庭が混乱していたり，学校で軋轢が生じていたりする場合をよく経験します．その場合は薬を飲んでもまったく効かないと思います．

飯田 うん，そうですよね．

齊藤 そうでしょうね．私が出会う ADHD の子どもの親の中には，他院で初診の段階でいきなり薬を処方され，そのことに不安と不信を感じ，転院を希望されたという方が少なからずおられます．初診で話も十分聞かずに薬を出されると，親は疑念を持つという時代なのです．

宮島 その通りですね．やはり，今は良くも悪くも情報が入ってきやすいですので．私が薬を出すときは必ず添付文書をすべてプリントして差し上げています．特に副作用のところは添付文書にしたがって説明したうえで，心配だったら連絡してもらうように伝えています．

齊藤 なるほど．確かに，親がインターネットで一部だけ強調したり歪められたりした副作用情報を目にして誤解するよりは，添付文書をお渡しし，正しい情報を具体的にお伝えするほうが合理的ですよね．

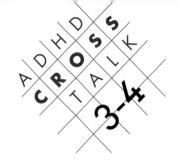

心理社会的治療・支援について

齊藤　心理社会的治療・支援は大事だという意見は前の議論でみなさん一致していましたね．ではそこで，ADHD を持つ子どもとその親に行う心理社会的治療・支援について具体的に話し合ってみたいと思います．

　では心理社会的治療・支援について，先生方はどのように考え，どのように使っておられるのかをお聞かせください．具体的には，手ごたえを感じる技法やお気に入りの技法はあるのかについても聞いてみたいところです．また，必ず行うべき（must do の）心理社会的治療はあるのかとか，どのタイミングで行うのかとか，心理社会的治療の副作用や有害反応などはあるのかといった点にも触れていただければと思います．最初に飯田先生，いかがでしょうか．

飯田　先ほども話の中で触れましたが，最近心理社会的治療のあり方について文献を検討していたので，まずはその話からいきたいと思います．

文献検討

　システマティックレビューやメタ解析といった論文上では，私が自分の臨床で感じるほど心理社会的治療の効果が認められていないのです．評価の仕方などに問題があるのかもしれませんが，論文上で有効性が示されないのはなぜなのかといつも感じています．

　一方で，メタ解析をしている論文の一つには，心理社会的治療は養育に対してかなり有効であると示しているものがあります．子どもの症状にはさほど変化はないけれども，親の養育の質には特に有効であるとしています[2]．この論文では，親が持つ ADHD に対する概念や養育に対する考え（親自身の self-esteem）が非常によく

JCOPY 498-22918

なるということも述べられています．また別の論文では，conduct problem，つまり素行症や反抗挑発症のある子どもを持っている親を対象にした場合に，心理社会的治療はとても有効だと示されています[4]．ただ，以上のように有効性が示されている論文は，ペアレント・トレーニングを使った検討が多いようです．

　このように論文を検討していると，子どもと親それぞれの自尊感情を高めたり，親子の愛着の問題を改善したりといったことが，やはり心理社会的治療に関わってくるのではないかと感じます．

　ただし，もっと厳密なシステマティックレビュー，つまりただの RCT ではなく，本当に blind で効果があったかどうかを調べた研究になると，blind で行った心理社会的治療では効果は見られないと結論づける論文もあるのです．このことは，親自身が「自分はこうしてきちんとペアレント・トレーニングもやったからよくなるはずだよね」と感じること自体が効果をもたらしているのではないかと考えることにもつながります．ただ，行動療法の効果はないけれども，オメガ脂肪酸の摂取は blind でも効果が残ったとする論文[5]もあり（笑），「本当かな」と思うものもあります．

齊藤　心理社会的治療における blind というのはどのように行うのでしょうね（笑）．薬物療法における無作為割り付けによる blind ということはイメージできますが．

飯田　おそらく blind というのは，第三者の評価者が子どもだけを評価対象にしているのだと思います．

宮島　この子は行動療法を受けた子か受けていない子か，が blind ということですね．

飯田　子どもたちが心理社会的治療を受けた群かどうかがわからないという状況で，その子どもを見て評価しているのだと思います．

齊藤　評価者は別なのですね．

飯田　そうです．評価者は第三者です．

齊藤　ありがとうございます．どうぞ続けてください．

飯田　Blind で行った研究で，『PLoS One』に 2017 年に出た心理社会的治療に関する論文[2]では，Multimodal Treatment of ADHD

Study（MTA）のときと結局は一緒なのですが，やはり薬物療法単独群よりも，薬物療法＋行動療法，ここではペアレント・トレーニングを行った群のほうが，はるかに effect size が上がる，ということはおそらく間違いないと報告されました．同時に，行動療法だけ行った群はプラセボと差がないと示されています．このことを考えると，実臨床では当然薬物療法も併用しますので，心理社会的治療を薬物療法とセットにして行うことが非常に重要なのだろうと言えるのではないかと思います．

単独の心理社会的治療

また，先ほども少し触れた単独の治療についてです．認知行動療法や，最近よくあるニューロフィードバック（neurofeedback）*，ペアレント・トレーニング，ソーシャル・スキル・トレーニングなどを単独で行うことにはさほど有効性が見られません[4]．これらすべてを行わなくてはいけないという意味ではなく，これらのうち適切なものを併用した心理社会的治療，コンビネーション治療が効果的であると報告する論文もありますし，確かにその傾向はあると思っています．ただ，どれか1つだけ選ぶとすると，やはり今のところペアレント・トレーニングが最も有効なような気はしていますね．

つまり，心理社会的治療は，行った時点での effect size は小さいけれども，齊藤先生がおっしゃったように，長い目で見ると親子関係をうまくサポートできるという意味で，非常に大事なものなのだろうと思います．ここに心理社会的治療をある程度先行させることの利点があるのだと思います．

有害反応

次に，有害反応についてです．ある論文では，心理社会的治療には時間とお金がかかるということがやはり指摘されています．子どもあるいは親の時間がある程度治療に取られてしまうにもかかわらず，望むような有効性をなかなか感じられない場合に治療を途中で

● ニューロフィードバック（neurofeedback）
脳波計とコンピュータを用いて脳波がよい状態になったときに映像や音で合図があり，その合図で自分にとってよい脳波の状態を知り，このトレーニングを繰り返し行うことにより，よい脳の状態を感覚として覚え，つまり脳波の周波数の調整を行うものである．

ドロップアウトしてしまうということが，外国の例ではありますが報告されています．そういった負担感が強いことが，心理社会的治療の問題点と言えるのではないかと思います．

けれども，それは心理社会的治療を行う側の技能も問題なのだと思うのです．取り組む親や子どもが，心理社会的治療をどのように理解して，何を期待し，どの程度納得して取り組んでいるのかを医療者は知らなくてはいけないし，治療について適切に説明しなければなりません．そういったことで治療のドロップアウトはある程度防ぐことができるようにも思います．ですから，心理社会的治療はもちろん大事ですが，やはりある程度の技術力・理解を持った人がきちんと行うことが必要といえます．

加えて今は，親同士で行うピアカウンセリング*のようなものが流行っていますよね．ただ，ピアカウンセリングを行う中でも上下関係ができてしまい，結局うまくいかないことがあるようです．これはやはり注意すべきことですし，こういった例からも心理社会的治療は安易にできるものではないのではないかとも思っています．

齊藤 ありがとうございます．飯田先生はペアレント・トレーニングにより根拠があるにしても，特化した1つの心理社会的治療がmust doなのではなく，親支援・心理教育・学校環境調整のどれもが大事とお考えなのですね．

飯田 そうですね．

齊藤 ありがとうございます．では次に，宮島先生お願いします．

宮島 ほとんど同じように私も考えていましたので，共感したところがたくさんありました．やはり私もペアレント・トレーニングには手ごたえを感じています．特に小児科領域では幼児期から関わることが多いので，幼児期のADHDの子どもを持つ親に，初診の段階でペアレント・トレーニングのちょっとしたポイントをお伝えすると，多くの親は戸惑い，今までやってきたことと違うとおっしゃいます．そして，少し意識してそのポイントを実践していただくだけで親の子どもとの接し方が変わるように感じています．また，ペアレント・トレーニングのいちばんのポイントは無用な叱責の減少

● **ピアカウンセリング**
専門家による治療ではなく，同じような立場・境遇にある人同士が，対等な立場で悩みや不安を話し，共感的に支えあうものである．たとえばADHDの親同士でペアレント・トレーニングを行うということが普及されてきている．

にあると思っています．そのため，むやみやたらに叱らない親や先生の姿は，子どもにとっていいモデルになると思うのです．ただ，学童期低学年頃まではペアレント・トレーニングが有効だと感じますが，子どもの年齢が上がるにつれて効果が薄くなるようにも思いますので，やはりなるべく早期からペアレント・トレーニングに準ずるものは行ったほうがいいと思っています．

　ADHD の子の親に限らず子育て全般に言えることですが，親になるための鍛錬・練習のようなことがないまま子どもを産み，少子化のせいで周りにお手本とする人もいなくて一人で悩んでいる親がいるというのが現実に多いように感じています．そういった場合にペアレント・トレーニングのコツをお伝えすることは，親にとってもよいことのように思っています．

行動療法

　次に行動療法についてですが，久留米大学小児科の山下裕史朗先生が非常に頑張って STP（summer treatment program）[* 6] を行っていらっしゃいます．そのプログラムでは，やはり今飯田先生もおっしゃっていたとおり，何か特定の 1 つの技法を効果的だとするのではなく，いくつかの技法を併用するというか，いろいろな手法の中にペアレント・トレーニングや行動療法を含めた治療を行っているのです．このプログラムが優れていると感じるのは，今までの話で出た連携という点において，久留米という土地柄のおかげで教育界や行政も巻き込んで実施できているということです．

　もちろん，地域との連携の中での STP の実施には，自治体の理解，病院（大学）側の理解，スタッフの熱意などさまざまな要因が複雑に絡んでいて，容易には取り組めないのが現状です．ただ，地域を巻き込んで取り組むことは心理社会的治療の意義を高めることにつながると思っていますので，実施する価値はきわめて高いと考えています．この「さまざまな要因」の中には，先ほど話にあがった「時間とお金」も関わっているように思いますね．

　STP については，久留米に学びに行った人たちが出雲や富山な

● STP（summer treatment program）
米国の心理学者 Pelham 博士がニューヨーク州立大学バッファロー校で開発した ADHD 児の包括的夏季治療プログラムで，夏季休暇中に適切な行動がとれるように集中してトレーニングすることで劇的な効果が得られることが実証されている．本邦では久留米大学小児科の山下裕史朗教授が中心となって「くるめ STP」が実施されている．

どの自分たちの地域でも取り組み始めていると聞いています．私の地元である狭山でもやりたいと思ってはいるのですが，なかなか時間が取れないという問題があり「どうしようか」と迷っています．

ABA（応用行動分析）

また，ADHD治療の技法として，最近ABA（応用行動分析）*について患者さんからも尋ねられます．ポイントを説明する分には具体的なのでいいのですが，実際のトレーニングとなるとまだ専門家が少なく，かつ費用と期間がかかるため困難と感じている家族が少なくないのが現状です．最近知り合ったABAの専門家の方が「費用がかかるという不満は多かったので簡略版を作成するという話も出ている」とおっしゃっていました．やはりこうして，治療者側もアメリカ式の費用と時間をかける方法を単純に取り入れるのではなく，もう少し日本に適したものを作り上げていくという姿勢がこれからは求められるのではないかと感じています．

● **ABA（応用行動分析）**
ABA（applied behavior analysis）は自閉症児やその他発達障害児の問題行動の解決のために心理的な解釈を行うのではなく，その背景として先行刺激や行為が潜んでいることに注目し，改善を図る療育として広まっている．

心理社会的治療の must do

心理社会的治療の must do は，何より大人の育成だと考えています．心理社会的治療を適切に行うために，養育者，教師などの子どもに関わる大人が，子どもの目線がどこを向いているかに気づくことができるようにすることが，ペアレント・トレーニングも含めて必要なことだと常々感じています．

心理社会的治療を行う適切な時期など

いつ何を行うかということに関してですが，幼児期は子ども自身というよりも，その子に関わる大人のペアレント・トレーニングが必須と考えています．ただ，前提として主治医と家族の信頼関係があって初めて受け入れられると思っています．その関係性を構築したうえで，子どもの特性に合った療育施設を紹介し，子どもとの関わり方について考え，関連施設と連携を取りながら治療・支援を進めていくことが，子どもにも戸惑いがなくていいのではないかと思

います．幸い東京は，いろいろな療育機関が民間も自治体主導でも提供されていますが，郊外ではまだ難しい状況を感じています．

　ただ，裏話としては，親の間でさまざまな施設に対する批評が口コミで伝わっていくことが多いと聞きますので，私自身は外来で「施設はどこがいいですか」と聞かれても，こちらから紹介することを初めはしないようにしています．もちろん情報は提供しますが，親子で実際に見学や経験をしてから，始めるかどうか考えましょうとお話ししています．

　また，9～10歳を一つの目安として，子どもの年齢が上がるにつれて，学習面での支援が問われるようになるので，学校や教育センターとわれわれ医療者の連携が不可欠になってきます．家庭の脆弱性や環境を情報として得るためにも，教育者からの情報を共有することが必要ですし，結果的に学校での本人の居場所づくりにもつながると考えています．

心理社会的治療を先行させる利点

　心理社会的治療を先行させる利点としては，まず親と子ども両方のこころの居場所づくりだと思っています．お互いが信頼できる関係性を作ることが大事ですし，そのためにも，親が褒め上手になることも必要だと思っています．たとえば，私が好きな絵でを例にあげますと，絵全体を上手と褒めることはなくて，「輝くような青や赤が描けているね」といった表現で伝えます．絵一つとってもいろいろな色を使うのと同じで，第2章で「幼児期はパステルゾーン」という言い方をしたように，子どもたちが一人ひとり違うということを意識して接するのが大事だと思っています．こうした視点を持ったうえで，褒めるための言葉の選び方についても，外来で親と相談しながらやるように心がけています．

有害反応

　最後に，心理社会的治療・支援の副作用あるいは有害反応についてです．まるで一種の宗教のように，「心理社会的治療をやれば絶

対に治る」という感じのアピールを一部の療育者がしていることに
対しては，少しまずいのではないかというように感じています.

　また，費用と時間の問題ですね．先ほども述べたように，現状の
アメリカナイズされた方法では費用と時間がかかりすぎていて，治
療の継続が難しいと困ってらっしゃるお父さん・お母さんがいらっ
しゃいます．やはり，心理社会的治療は継続することがいちばん重
要ですので，無理なく継続できるような体制づくりをしていくこと
が，心理社会的治療・支援の副作用・問題を解決する課題かと感じ
ています.

齊藤　ありがとうございました.

心理社会的治療のエビデンスをめぐって

　今話題にしている心理社会的治療とは，飯田先生が言ってくださ
ったように，薬物療法ほどクリアカットに効果がはっきり出てくる
ものではありません．もちろん，心理社会的治療においても，各治
療技法がそれぞれエビデンスの出やすい研究の枠組みを工夫して有
効性を証明しようとする挑戦が盛んに行われてきました．そしてそ
れに成功したものだけがエビデンスのある心理社会的治療技法と呼
ばれることになるというのが現在の心理社会的治療の実情です．と
ころが，そうしてエビデンスが証明された治療技法を実際に臨床で
使っていくと，エビデンスを出した際の研究上の治療構造では実施
できない場面が増えていき，技法として普及すればするほど枠組み
が崩れていくのが常なのです．しかし，そうした変質を防ごうとし
て，技法を研究段階の枠組みと方法に純粋に止めようとすると，結
局はその治療技法は普及し広まっていく機会を失いますし，それだ
けでなく技法そのものも硬直化していく傾向があります．おそらく，
効果判定における効果の設定や，目標，評価方法については，もう
少し心理社会的治療に適応できる方法が見つからないと，真のエビ
デンスの確立は難しいのではないでしょうか．結局今は，薬物療法
をモデルにした有効性の判定になっているということを心得ておか
ねばならないと思います.

また宮島先生が少し触れてくださいましたとおり，心理社会的治療に対する物神崇拝のようなことが起きるのは，それはそれで危険であると考えます．薬物療法が必要であるという判断を回避あるいは無視し，心理社会的治療さえやっていればよしとして漫然と続けるという姿勢はとても危険です．薬物療法に対していたずらに反発するグループも存在しますから，その意見に影響され「心理社会的治療だけでよい」と考える親もそれなりにおられることは臨床で実感しています．しかし，そのように心理社会的治療だけにこだわっていて，それで子どもが少しも変化しないということになると，一転してその心理社会的治療に対する強い失望と怒りが噴出し，子ども・親・治療者間の三つ巴の泥沼に陥り，治療が成立しなくなるという事態に陥りかねません．そういったことを考えると，薬物療法を回避するための心理社会的治療，といった考え方は，子どもを支えるという観点からも有益ではないように思います．やはり心理社会的治療と薬物療法に対するバランスの取れた理解を家族も治療者側も持つことが必要なのだと思います．

心理社会的治療を先行することの利点

　先生方のお話を聞いていて改めて感じたのは，心理社会的治療を先行することには意義があるということです．これまで私は，「薬物療法の前に心理社会的治療を行うメリットはある」という考えをさまざまな機会に語ってきました．この治療イメージを明確に伝えることで，薬を飲みさえすればよくなる，という安易な考えを払拭することを目指しているからです．

　心理社会的治療に取り組むことで，親や教師やその他の大人が支援者として自分の役割を理解し，「自分たちも子どもに対してよい影響を与えることができる」といった自己効力感や自尊心を持てるようになります．また，子ども自身も，自分の症状変化を自らの主体的取り組みの結果と感じることができるため，自尊心の回復につながる道筋が見えてくるのだと考えています．そういった基盤の上に立って薬物療法を始めるようにすると，薬の効果を受け身的にと

JCOPY 498-22918

らえることなく，あくまで心理社会的治療を通じた主体的・能動的な取り組みの後押し（サポーター）として薬の効果を受け入れることができる，周囲もそのように認めてくれていると感じることができるといった効果を生むのではないでしょうか．そう考えると，やはり心理社会的治療にまず取り組み，それから必要なら薬物療法という順番に意味があるのだと確信できます．

Must do はあるか

ADHD の心理社会的治療の must do があるかと問われたら，まずはペアレント・トレーニングを私はあげたいのですが，しかしわが国でペアレント・トレーニングを希望すればどこでもそれを受けることができるかと言えば，それはまだ十分に普及していないのが現実です．

このことを考慮したうえで，心理社会的治療の must do は何かと言えば，ペアレント・トレーニングがそれを目指しているように，親の子どもとの関わり方の改善に焦点を当てた親ガイダンスをあげるべきでしょう．たとえペアレント・トレーニングは提供できなくても，たとえばペアレント・トレーニングで取り組む子どもの行動を管理するためのスキルのいくつかを親ガイダンスの中で取り上げることは有意義です．このような考え方も現実的で悪くはないかなと思います．

ペアレント・トレーニングについて

まず，ペアレント・トレーニングを行う時期としては，行動の問題，つまり衝動性や多動性に関わる問題が前景に立つ幼児期から学童期まで，5歳くらいから10歳過ぎくらいまでの子どもに最も適している支援法だと思います．

ペアレント・トレーニングの要点を言うと，認めること，褒めることが大切なスキルではありますが，いちばん親に伝えたいと私が考えているスキルは無視すること，すなわちスルー（無視のふりを）することです．わかりやすく具体的に選ぶべき行動を指示したうえ

で，いったんその場を離れて「見ていない」状況を作る．これが無視あるいはスルーです．そのうえで，子どもの行動が指示した方向に動き出した瞬間を逃さず，その変化に注目し，具体的に褒めることが続かなければなりません．私が関わっているペアレント・トレーニングは半年ほどを要する 11 回のプログラムですが，その半年の間に繰り返し取り組むのがこの「指示して，無視して，変化したら褒める」という一連のスキルの反復練習です．

　この「無視（スルー）すること」と「注目すること」をきちんと使い分けて子どもに処方することをペアレント・トレーニングの前半で繰り返し取り組むと，11 回コースの 8 回目にペナルティ（罰と訳されることもあるが，日本語の意味が強すぎるのでペナルティのまま使う）のスキルを学ぶ段階までたどり着く頃には，多くの親子でもはやペナルティは必要ないと母親が感じるようになっていることが珍しくありません．ペアレント・トレーニングの治療者をやっていてそのことを初めて知りました．これはとても大事なことなのだと私は思います．家庭で実際にペナルティに取り組んだ結果を報告する 9 回目で，多くの母親が「ペナルティはやってみる機会がなかったです．ブロークンレコード*で十分でした」とおっしゃいます．やはりそのくらい，母親が指示を 1 回だけ穏やかに，かつ具体的に行い，その後は無視をきちんとして（実際には子どもの変化がわかる程度にアンテナを向けた「無視のふり」ですが），指示した行動に変わった時点で必ず子どもに注目し，その合理的な行動を認め，褒め，あるいは感謝することで合理的な行動を行う子どもの動機を高めるという親の関わりは非常にパワフルなのです．ペアレント・トレーニングのダイナミックなパワーはここに現れており，ペアレント・トレーニングは must do と言いたいですし，言える時代が速やかに訪れることを期待しています．

小さい子への治療・支援

　親を支え子どもの行動への対応力を高めるペアレント・トレーニングに比べて，小学生くらいまでの幼い子ども本人に対する治療・

● **ブロークンレコード**
ADHD のペアレント・トレーニングにおいて親に取り組んでもらうスキルの一つである．親は子どもに選ぶべき行動を穏やかな態度と具体的な言葉で指示し，いったんその場を離れ（無視をし），子どもが指示された行動に移れなければ，一定の無視の時間（数分から 10 分くらい）をはさんで穏やかな態度と同じ言葉で指示を繰り返す．このように無視の時間をはさんで同じ言葉による具体的な指示を反復することで，子どもが望ましい行動を意識するようになることを目指したスキルである．

JCOPY 498-22918

支援ではそれほど手応えがはっきりしている治療法はないように思います．治療法の片方の極にはプレイセラピーがあり，反対側の極には認知行動療法（CBT）やソーシャル・スキル・トレーニング（SST）がある．そして，その中間にさまざまな治療法がありますが，プレイセラピーからCBTあるいはSSTまでの子どもに直接関与する治療法のいずれの効果にも限界があります．それでも，幼い頃に何らかの心理社会的な治療法を通じて治療者と関わった体験によって，その子どもの思春期・青年期において，彼あるいは彼女が大人である治療者との関係にある程度の信頼を持ってくれるなら，幼児期や学童期の頃の心理社会的治療には意味があるのだと思います．ADHDの子どもへの心理社会的治療・支援の究極的な目標は，子どもの自己が均衡のとれたほどよい成長を果たし，自己の優勢な機能を意味するパーソナリティの成熟に寄与することなのですから．

　この発言の最後に強調しておきたいことは，私は心理社会的治療・支援だけをやっていればよい，ペアレント・トレーニングがあればそれでよいと言っているのではなく，むしろそう思いこむことは非常に危険だと考えているという点です．確かに心理社会的治療・支援だけで改善するケースも少なからず存在しますが，治療者は個々のケースと治療的に関わっていく中で薬物療法を始めるタイミングをいつも計り続けているという感覚を忘れてはいけないと思います．

宮島　先ほど齊藤先生がおっしゃったように，スルーすることの難しさを感じています．注目行動や要求行動でかんしゃくを起こす子どもに振り回されているお母さんたちはやはり多いですね．6歳くらいになって幼稚園から紹介されてきたという場合などでは特に，そういった子どもの行動に対してスルーができなかった親が多いことを痛感します．結局，そうして振り回されて親子の関係性が悪化しているうちに，だんだん子どもが成長とともに体力がついてきて，今度は逆に子どものほうが高圧的・暴力的な行為をしてしまうようになることがあります．ですから早期からペアレント・トレーニングを子育ての基本として行うべきだと思います．たとえば乳幼児健

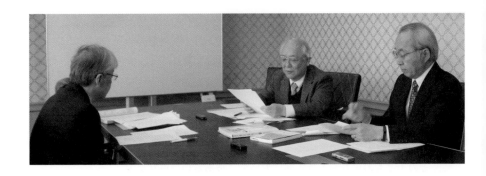

診などのタイミングでも，ペアレント・トレーニングに近いような
ことを情報として得られるようにすることが必要だと感じているの
です．

飯田 実際，無視するというのはいちばん難しいですよね．特にお
母さんと子どもは，父親と子どもよりもずっと密着していますから
ね．そういった意味でも，やはり情報として伝えるだけではなかな
か変わらないですし，スルーするということのトレーニングをしな
いと難しいかなとは思います．

宮島 スルーについてお伝えしても，「できるかな…」なんて不安
そうにおっしゃるお母さんたちはよくいらっしゃいます．ですから
トレーニングの場は必要なのでしょうね．

齊藤 一方で，母親は「褒めて育てなさい」という道徳観に非常に
プレッシャーを受けて，そうできない自分に苦しんでいますよね．
「きちんとしつけなさい」と「褒めて育てなさい」という一見矛盾
した道徳主義的見解のどちらもが母親を縛っているように見えます．

飯田 はい．

宮島 そうですね．たまに会いにくる父方のおじいちゃんやおばあ
ちゃんに「育て方が悪い」とかそのように言われやすい．

齊藤 母方の親も結構言いますよ（笑）．

宮島 確かにそうですね．

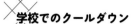

学校でのクールダウン

　あと学校でもクールダウンの場所を「外へ行け」と追い払ってしまって，行動が変化した瞬間を見逃さないということができていないという問題があります．外へ行かせるのは絶対にクールダウンではなくて，ただの逃げ口上になってしまいますし，下手をすると他の子どもたちが休み時間などに「お前あっち行け」と spoil する口実になりかねません．ですから，もちろん暴力的に机を投げ飛ばしたりするならいったん外へ行く必要もあるかもしれませんが，やはり基本的には教室のコーナーなどの中でクールダウンさせるようにして，子どもが冷静になった瞬間に，先生がきちんと気づいて褒めてあげるタイミングを失わないようにしないといけません．これはいつも学校の先生方にお伝えするようにしていますね．またクールダウンの場所については，ある学校で「ポカポカルーム」と言っている先生がいるのですね．そうしたちょっとした言葉の使い方で，やはり受け止めやすさが変わってくるのかな，ということは感じています．

齊藤　なるほど．

　親ガイダンスの中で，情報を伝達する心理教育的な形で子どもの行動管理のスキルを伝えるだけでは，褒めることも無視することもなかなか身につかず，自分にはできないとか，こんなやり方に意味があるのかといった当惑や疑問を親に生じさせる結果に終わることが多いと，私は自分の経験から感じています．知識として知るだけでは褒めることも無視することも体系的に実践する域に至ることがとても難しいのです．

　ペアレント・トレーニングを始めるときに私が親に必ず伝えるのは「これから，褒めること・無視することといった，今まであまりやったことのないこと，あるいはやってみたがうまくいかなかったと感じておられることに取り組んでいきます．ここで取り組む『褒める・無視する』ということは決して道徳や倫理の問題として述べているのではありません．そうではなく，治療として子どもに有益

だからスキルとして身につけるべきという意味で言っているのです. つまり, 親だからやるべきというのではなく, お母さんが子どもの いちばん身近にいて, 最も子どもに影響を与えることのできる存在 だからやっていただきたいということです. 褒めるのも無視するの もスキルですから, そこにはコツや感覚があり, それを体験するこ とで身につけないと使いこなせるスキルにならないのです」という ことです. 「だから, 一緒に何度も何度も練習に取り組んで, 少し ずつ上手になっていきましょう」という導入をします. 「私はこん なことすら教えられなきゃわからない母親なのか」と思わせてしま うと, お母さんの自信やプライドはどんどん下がってしまいます. 目指すべきは「私はこんなスキルを持ち, それを使いこなせる母親」 という合理的な自己像と自己効力感を持つ母親なのです.

飯田 なるほど. そうですよね.

齊藤 定型のペアレント・トレーニングでは,「無視」のテーマに 取り組むのは7回目のセッションで, そのロールプレイに取り組 むのは基本的にそのとき1回のようです. 私の臨床の場では定型 プログラムを多少修正し, 無視のテーマは前半の3回目に褒める ことと一対の行動として取り組みます. そして無視のロールプレイ はその3回目だけでなく, 複数回反復します. それだけ,「指示し, 無視に入り, 行動が変化したら褒める」という一連の行動を母親が 身につけるのには時間が必要ですし, 身につけるとこれほど有効な スキルはないと思います. また, 結果として子どもの自尊心の改善 に役立つという点も強調してよいと思っています.

　ペアレント・トレーニングを通して母親に自信がついていくにつ れて, 以前は「お前が甘やかすからこうなるんだ」と言っていた父 親が,「俺はどうしたらいいのかな」と母親に質問するようになる という夫婦によく出会います.

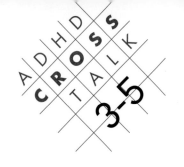

薬物療法について

齊藤　さて，ここからは薬物療法の話をしましょう．薬物療法をどのようにとらえ，どのように実施するのか，そして薬物療法にあたって注意する点は何かといったあたりが話題となるでしょうか．また，ASD との併存例の薬物療法についてどのように考えるかはトピックスとしてお話しいただきたいと思っています．まず宮島先生いかがですか．

宮島　NICE[3] など諸外国のガイドラインなどいろいろなものを見ても，薬物における first line はやはりリタリン®（メチルフェニデート塩酸塩）・コンサータ®（メチルフェニデート塩酸塩）で，一部文献ではストラテラ®（アトモキセチン塩酸塩）も並列されているように思います．創薬の時間的ズレから，インチュニブ®（グアンファシン塩酸塩徐放錠）は現状では second line の位置づけかという印象です．

　ただ，すでに状況が変わりつつあるということも聞きますので，時代とともに変わらざるを得ないのだろうというのが本音です．ただメチルフェニデートは，効果を見やすい分トライしやすいことと，drug holiday でも使えることもあり，やはり何となく気持ち的に優先度が高いのではないかな，という印象を持っています．

メチルフェニデート塩酸塩徐放錠（商品名：コンサータ®）

　コンサータ® が先駆的に出て，日本では ADHD 適応承認薬がコンサータ® だけだったこともあり，ここ 10 年でだいぶコンサータ® の使い方になじんできたような感じがしています．リタリン® 時代から継続したメチルフェニデートの治療効果と効果判定のしやすさから，現在はコンサータ® が第一選択となっていると思います．そ

れでもまだ希望調査をするとリタリン®を希望される方がいること
は，微量な調節がしたいという思いがあるからかな，という気がし
ます.

　しかしメチルフェニデート自体が持っているそもそもの作用・副
作用については意識しないといけません. たとえば私の患者さんで,
チックが出てしまってとても気になるという方がいらっしゃって,
コンサータ®をやめたらチックがなくなって本人も落ち着いた，と
いうことがありました. この例では，コンサータ®をやめるという
判断が中学に上がる直前になってしまったのです. 本当は，先ほど
から治療の目安と言っている9歳頃の時点で判断すべきだったのに,
判断が遅れて患者さんを苦しませてしまったと主治医として反省し
ています. 薬を使ったせいで行動が変わってしまうなど，副作用で
苦しむ子どもたちを作ってはいけないと実感しました.

　副作用への配慮や，コンサータ®は錠剤が大きくて6歳くらいの
子だと飲みにくいといったこともありますので，後出の2種類の
薬（ストラテラ®，インチュニブ®）の特性を理解したうえで調整し，
適切に使いこなすということが大切ですよね.

アトモキセチン塩酸塩カプセル（商品名：ストラテラ®）

　アトモキセチンについては1日2回の服用というのが飲み忘れ
につながること，また発現効果がゆっくりなことから第二選択にな
らざるを得ないかと思います. ただ，アトモキセチンは日本で内用
液が開発され，6歳くらいの子にも服用しやすくなりましたし，用
量の調節もしやすいため副作用が起きにくいという利点もあります.
最初は内用液はいらないと言っていた諸外国も，徐々に使うように
なったという話も聞くくらいですので，やはり益があるのでしょう
ね. また，アトモキセチンは夜尿症のある小学生に効果的とも言わ
れているので，そうした子ども特有の病態，併存疾患がある場合に
用いられることも多いように思います. さらに，アトモキセチンは
作用機序的にはうつに対する薬として開発された選択的ノルアドレ
ナリン再取り込み阻害薬のため，メチルフェニデートで禁忌とされ

る不安を感じやすい人たちにも使用可能で，朝・夕に飲むことと，ゆっくり作用することが，逆に持続的な効果をもたらしてくれるのではないかなと考えています．

　一方で，液剤のおかげで飲みやすいということと，コンサータ®のように適正流通管理の必要がないために，6歳未満の子どもに投与していることがあります．現時点では6歳未満の幼児に対する有効性および安全性は確立していないため，6歳未満の子への投与については一抹の不安を持っています．

グアンファシン塩酸塩徐放錠（商品名：インチュニブ®）

　それからグアンファシンに関しては，市販後1年が経過して長期投与が可能になったことや，錠剤が小さく飲みやすいこと，1日1回の服薬でよいこと，チック併発例への効果報告も見られることなどから，今後処方は増えていくと思われます．すでにずいぶんと優先順位が上がり，コンサータ®とストラテラ®の間に割って入ってきている印象もあるくらいです．ただし，この薬はそもそも選択的α2Aアドレナリン受容体作動薬で，かつては高血圧の治療に使われていた薬ですので，心臓や循環器への副作用は常に意識する必要があります．

3 薬のまとめ

　ADHDの薬というのは，単に治る・治らないだけで投与するのではなく，その薬の作用機序や背景を理解したうえで，どういった症状に対する効果を期待するのかを考えて選択しなければなりません．さらには家族歴や投与開始前および経過中の心電図・血圧のデータ，副作用である眠気や食欲不振への対策も考慮するなど，本当にさまざまなことに配慮して子どもや当事者に不利益が生じないような治療を行うことが不可欠で，それを行うことがわれわれ医療者の矜持であると思っています．

　たとえば併存疾患に関しては，先ほど申し上げたように，不安やうつ的な状態が強いときには，作用機序から考えてアトモキセチン

が優先されると思います. ただし, ADHD そのものの症状への治療効果で言うとやはりコンサータ® が第一選択である一方, 最近は欧米・欧州でグアンファシンがずいぶんシェアを伸ばしていると聞きますので, それぞれの患者さんに応じた対応がやはり薬の選択の際には重要なのではないかと感じています.

ASD 併存例の薬物療法

最後に, ASD との併存がある場合には, ADHD と ASD の症状が年齢とともに揺れ動くことがあるので, その子自身が今いちばん困っていることは何なのかをよく聴取したうえで薬を選ぶ必要があります. ASD が主体で, ADHD の症状もあるような場合には, 強迫性といった症状にターゲットを絞った投薬として, リスペリドン*やアリピプラゾール*などを, また不安症状や抑うつ状態が強い場合は SSRI など, 症状によって使い分けていくべきかなと試行錯誤しながら治療しているところです[7].

リスデキサンフェタミンメシル酸塩

齊藤 わが国の ADHD 治療にアンフェタミンのプロドラッグ (リスデキサンフェタミンメシル酸塩) が新たに加わりましたが, このリスデキサンフェタミンメシル酸塩についてはどのように感じておられますか.

宮島 リスデキサンフェタミンメシル酸塩はできれば児童精神科に任せようと思っています. というのも, 一般小児科でそこまで手を染めて, 果たして本当にきちんと治療ができるのか, という点で心もとないからです. 特に今の医療では, コンサータ® でもこれだけいろいろな問題が出てきたようにかなり注意を払わないといけないと感じていますし, また, 一般小児科の性善説的な治療ではリスデキサンフェタミンメシル酸塩には太刀打ちできないのではないかという気がしているので.

齊藤 なるほど. ありがとうございました. では, 今度は飯田先生お願いします.

● **リスペリドン**
非定型抗精神病薬で小児期の ASD に伴う易刺激性が 2016 年 2 月に適応症として承認された. 国内臨床試験において傾眠, 体重増加, 食欲亢進, 高プロラクチン血症などが認められる.

● **アリピプラゾール (エビリファイ®)**
第 3 世代抗精神病薬として本邦で開発されたドパミン D2 受容体パーシャルアゴニストで, ドパミン・システムスタビライザーとしてドパミン神経系の安定化をさせる作用があり, 小児期の ASD に伴う易刺激性が 2015 年 12 月に承認された. 従来の抗精神病薬よりも錐体外路症状や高プロラクチン血症などの副作用が比較的少ない.

飯田 私も宮島先生とほとんど同じ意見です．最近 Lancet Psychiatry 誌に出たシステマティックレビュー[8] を見ると，われわれが使う 3 種類の薬の中だと，やはりメチルフェニデートの有効性がいちばん高く，アトモキセチンがいちばん低くて，グアンファシンがその間にあるという位置づけです．そのため文献的に見ても，有効性という意味ではメチルフェニデートが高い位置づけだとは思うのですが，実際は個々の患者さんによって飲み心地といいますか，服用した感じで，薬の合う・合わないがあるとも感じています．メチルフェニデートを飲むと「とってもしんどい」という子どもがいるのです．

齊藤 ああ，確かにいますね．

宮島 いますね．

飯田 ADHD の医師が自分でいろいろな ADHD 薬を試し飲みしてみて，その飲み心地を教えてくれたことがあります．

コンサータ® を飲むと，ものすごくはっきりするそうです．ただ，それは本当に無理にエネルギーを絞り出させられて，他力的に注意を集中させられているという感覚なようです．ゆったりできなくて無理にはっきりさせられるために，長時間は耐えられないそうなのですね．その点，アトモキセチンには無理矢理な感覚はないために，安心して飲めるそうです．アトモキセチンでも十分，大事なものをパッと「大事なもの」と際立たせて認識できるので，自分にはアトモキセチンのほうがいいとおっしゃっていましたね．

コンサータ® を飲むとしんどいという子どももきっとこういった感覚で，だからこそ飲みたくなくなるのではないかと感じました．やはり無理矢理薬を飲ませることには私も抵抗がありますので，どうしてもしんどいのであれば，無理に飲まなくていいのかなとも考えています．そのように考えると，アトモキセチンが効くのであればそのほうがいいのかな，とも思うので，軽い薬から試してみるというのも一つの手段かと考えています．現時点では，自分の中でどの薬が first line かは明確ではないのですが，日本のガイドラインでは今のところ 2 薬の使用の優先順位が並列になっていますので，患者個人によって適切なものを処方するといった臨機応変な対応でい

いのではないかなと感じているところです.

　宮島先生がおっしゃったように他国のガイドラインではグアンファシンは second line になっていることが多いのですが，アトモキセチンとグアンファシンは効果が似ている印象がありますので，3つとも first line にしておいても，特段の問題はないと思っています.ただ，やはり3種類の薬の使い分けは大事だと感じますので，宮島先生のおっしゃったとおり，てんかんやチック，内在化障害や外在化障害といった症状を考えながら使う必要があると思います.

グアンファシンの立ち位置

　グアンファシンの立ち位置に関しては，まだ新しく出たところなのではっきりしているわけではありません.ただ，そんなにたくさんではありませんが私が実際に臨床で使った感覚では，昔クロニジンを使っていたような感覚と似ていて，攻撃性や衝動性が強い子どもには比較的使いやすいように思います.グアンファシンの使用により，診察の場でものすごく反抗していた子どもがこちらの方を向いてくれて話しやすくなるなど，何となくコミュニケーションがとりやすくなる感じがします.そういったことを考えると，現在のADHD アルゴリズムにグアンファシンは入っていませんが，first line に入れてもよいようには思っています.

複数の抗 ADHD 薬の併用について

　また抗 ADHD 薬の併用についてですが，最近の論文を読んでみると結構どこの国でも併用していることが多いですね.メチルフェニデートとグアンファシンか，メチルフェニデートとアトモキセチンというように，メチルフェニデートが必ず入るのですが，それはメチルフェニデートだからという理由ではなく，stimulant＋non-stimulant＊の組み合わせにするという理由で併用されているように感じています.Stimulants の中では，他の諸外国でもメチルフェニデートが最も多く使われているようですので，こうした組み合わせになっているのだと思います.先ほど宮島先生がおっしゃった，ア

● stimulants（精神刺激薬）

中枢神経刺激薬ともいう.中枢神経の活動を増加させる薬物の総称であり，アンフェタミン類の覚せい剤やコカイン，カフェイン，メチルフェニデートなどが含まれる.Non-stimulant は stimulant に対して精神刺激薬でない ADHD 治療薬に対して使われる総称である.アトモキセチンやグアンファシンなどが non-stimulant である.

ンフェタミンそのものが第一選択というところはあまりない感じですが，有効性はやはりアンフェタミンが最も高いですね．

　そういう意味では，今度出るリスデキサンフェタミンメシル酸塩という薬も，もちろん第一選択薬ではないけれども，メチルフェニデートが効かなかったときには，最終兵器として試してみる，使ってみる価値はあるかなとは思っています．

ASD との併存例の薬物療法について

　ASD との併存例の薬物療法については，その主症状が ASD による衝動性や多動性でないのであれば，ADHD の薬を併用するべきだと思っています．前の診断についての議論の際にも述べましたが，衝動性や多動性をすべて ADHD 由来であると決めつけるのは問題ですので，そのあたりをていねいに診る必要があります．そして衝動性や多動性に対して薬を使うのであれば，抗 ADHD 薬で効果がない場合にはアリピプラゾールやリスペリドンなどの抗精神病薬にすぐに切り替える可能性を考えておかなくてはなりません．ただ，私が全国の児童精神科や小児科の先生にアンケート調査を行ったとき，抗 ADHD 薬や抗精神病薬かの単独ではなく，抗 ADHD 薬＋抗精神病薬と両方を併用して使うという先生が結構いらっしゃいました．そのため，こういった併用例も全否定されることではないのだろうと思っています．

睡眠障害を併存するケースでの薬物療法の考え方

　睡眠障害が併存するケースでは，ベンゾジアゼピン系の薬は極力避けるべきで，ラメルテオン（ロゼレム®）で対応できるのであればそちらを使うほうがよいと考えています．現在は保険適応外ですが，スボレキサント（ベルソムラ®）も悪くないように感じています．この 2 剤で対応が難しいようでしたら，抗精神病薬のリスペリドンを少量，もしくはグアンファシンの眠気を利用するという手もあると思います．

宮島　睡眠障害を併存するケースについて，幼児では漢方薬が効果

的なことが少なからずあると感じています．この有効性はむしろ ASD 的な子で感じることが多いのですが，かんしゃくがあるときに，飲めるのであれば抑肝散*を用いると，年少の 2〜3 歳の ASD の子には比較的効きます．もう少し年長でも，寝付きはよくなるのですが，3〜4 時間後に途中で起きてしまう子が少なくないので，やはり相性というのはある気がします．あとは先生が先ほどおっしゃってくださったラメルテオンに関してはまったく同感です．

あと私は裏ワザとしてメラトニンを個人輸入して使うこともあります．メラトニンに関しては，治験で有効性が確認されたとのことですが，問題点として製品ごとにものすごく濃度差があることがあげられます．アメリカではサプリメントとして売られているので，あまり濃度の制限がなく，同じ単位内のメラトニン含有量に 70% 切るくらいの差があるようなのです．そのため効く・効かないの判定がしにくい．ただ，やはり ASD の子にはメラトニンのほうが効くので，日本では薬剤として出す予定で進めていて，治験のデータもすでにかなりそろっていると聞いています．また，最近アメリカでも，FDA がメラトニンを今までのようなサプリメントではなく，薬にして，質の均一化を図ろういう動きがあるということも聞いています．

齊藤　なるほど．個人輸入で処方するのはなかなか難しいので，私は ADHD の睡眠障害にはラメルテオンを使うことが多いですね．

飯田　そうですね．

齊藤　最後に，この 3 種類の薬の作用機序についてですが，製薬会社の説明によると，前シナプス（神経細胞のプレ）に効果があるか，後シナプス（ポスト）に効果があるかという点で，3 種類の中でおそらくグアンファシンだけは後シナプスへの効果だということだそうです．つまり，トランスポーター阻害作用ではなく，後シナプスにある α2A アドレナリン受容体に結合することにより，シグナル伝達を増強するという機序だということです．それを信じるならば，日本で使い慣れてきた今までの 2 剤と，3 剤目のグアンファシンが別の特性を持つものとして両者を使い分けられたら臨床的に

● 抑肝散
漢方薬で虚弱な体質（虚証）で神経症，不眠症，小児夜泣き，疳の虫が適応症とであり，ASD 幼児の寝つきの悪い場合などに用いると，服薬前に比較して就寝が早くなることが少なくない．元気な場合（実証）では柴胡加竜骨牡蛎湯が効果的なことが多い．

JCOPY　498-22918

かなり有益だと思っています．この３種類をうまく使いこなして，少しでも子どもの身体的な負担が少ない薬物療法を目指す必要がありますね．

飯田　そうですね．

齊藤　アトモキセチンを飲むと，どうも眠くてだるくてしょうがないとおっしゃる方もいます．

飯田　そういう人もいますね．

齊藤　グアンファシンもそうですが，鎮静がかかりすぎる場合には眠気が強く出てきます．また，アトモキセチンではアクチヴェーション（賦活）が生じ，飲み始めて１週間から２週間くらいの間に非常にイライラしてきたり攻撃的になったりする子どもに出会うこともあります．どうもピッタリはまる薬剤は子どもの体質によって違いがあるのか，同じような状態像でもある子どもにはコンサータ®でなければ駄目，別の子どもではアトモキセチンでなければ駄目，同じくグアンファシンでなければ駄目といったことがよく見られます．個々の子どもにピッタリあった処方を見つけ出すことそれが医師の任務の一つであることは間違いありません．

併存障害について

　併存障害についてですが，テキサス・アルゴリズム（the Texas Children's Medication Algorithm for ADHD）*を作成した Pliszka[9]によれば，行動上の問題を示している子どもには，抗 ADHD 薬投与より前にグアンファシン（現在のわが国であればインチュニブ®）で治療する段階を設けたアルゴリズムになっています．それはグアンファシンがまだ ADHD 適応薬ではなくエスタリックという商品名の高血圧症治療薬（降圧薬）であった時代にさえ，著しく衝動性の高い子どもに適応外使用ではありますが用いることがありました．それは，おそらくクロニジン*と同様に抗衝動薬としての効果が認められていたからだと思います．

　もし ASD の症状が優勢な子どもだったら，たとえ衝動性が強くても，２つの適応抗精神病薬（リスペリドンとアリピプラゾール）

● **テキサス・アルゴリズム**
米国テキサス州で作成されたマネイジドケアに基づく医療保険制度に対応した薬物療法のアルゴリズムで，子ども用としては ADHD 以外にも大うつ病や統合失調症に対応したものが作られている．

● **クロニジン**
アドレナリンα２受容体作動薬の一つで，わが国では高血圧治療薬として承認されており，商品名はカタプレス®などがある．

から試しますが，ADHD と思って治療しているうちに ASD を疑うようになる ADHD が優勢なケースでは，当然ながら抗 ADHD 薬から薬物療法を始めることが多いでしょうね.

飯田 そうですね. そういう意味でも多動・衝動性が ASD によるものか ADHD によるものかを見極めることは必要ですね.

齊藤 ASD 併存例ではなく，純粋 ADHD の場合でも衝動性の非常に高いケースでは適応外使用として抗精神病薬が，臨床ではかなりよく使われています. しかし当然ですが，その妥当性を慎重に吟味して処方する姿勢がほしいと思います.

宮島 やはり児童精神科と小児科とではスタンスが少し違うところがありますので，薬の使用に関して相談できる連携があるといいなと思っています. 先ほど述べたリスデキサンフェタミンメシル酸塩も，連携がなければ実際の使用まで踏み込めませんので，医師が一人で抱え込みすぎないようにするのが大事だと思います.

齊藤 おっしゃるとおりですね. 先ほど宮島先生がリスデキサンフェタミンメシル酸塩は児童精神科医に任せたいという旨のご発言がありましたが，確かにそれはわれわれ精神科医が責任をもって処方すべきなのでしょうね.

宮島 心理社会的治療の前に，薬物でどうしても治したいという意識から，小児科で過剰投与に走ってしまったリタリン® のときのような事態を防ぐために，どのようにブレーキをかけるのかが問題となりますね. 現実として，コンサータ® でもまだその傾向はありますのでね.

齊藤 そうですね.

さて，ADHD の薬物療法について話してきましたが，このクロストークを行っている今の時点で適応薬となっている 3 つの薬についてまとめてみたいと思います.『注意欠如・多動症—ADHD—の診断・治療ガイドライン』の第 4 版はまだインチュニブ® が世に出る前の 2016 年 9 月にまとめたもので，インチュニブ® の位置づけがされていない薬物療法のアルゴリズムを示しています. そこでは第一選択薬としてコンサータ® と同列にストラテラ® を置いてお

り，わが国の ADHD 薬物療法の特徴ともなっています．それはある意味合理的かもしれないのですが．

宮島　コンサータ® は処方資格（適正流通管理登録）*が必要ですが，ストラテラ® は処方資格が必要ないので，日本全体の専門医の偏りから考えると現場で非常に歓迎されると思います．ただ，処方に規制がないだけに，先ほど述べたように，液剤が本当に適正年齢で使われているのかどうかが問題ですね．

齊藤　そうですね．液剤の need は小学校低学年頃がせいぜいで，年齢が上がるとそこまで高くありません．ストラテラ® は液剤のおかげで幼児でもたいてい飲めますので，幼児への投与もかなりあるのだろうと推測しています．

宮島　コンサータ® はいちおう，確認ができますが，それでも5歳への処方例がありました．リタリン® のときは2歳というのがあったので，やはりストラテラ® の液剤も低年齢の子に使われているのではないかと思います．

● **処方資格（適正流通管理登録）**
2006年12月に OROS-MPH（MPH 徐放薬）が小児 ADHD 治療薬として承認されるにあたり，その成分が中枢神経刺激作用のあることから，適正使用および薬物依存に関する教育を受講し登録された医師および薬剤師のみが処方および調剤が可能となる世界で唯一のシステムとなっている．

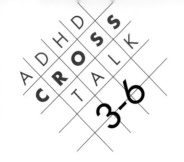

入院治療の位置づけ

齊藤　児童精神科の入院病棟のある病院では ADHD の子どもの入院治療も行われますので，治療に関連した重要な課題の一つとして挙げさせていただきます．ADHD の入院治療について先生方はどうお考えなのでしょうか．まず精神科医として飯田先生に伺いたいと思います.

飯田　私の病棟でも入院する子どもはいますが，いわゆる普通の ADHD で入院するケースはほとんどありません．ODD や CD が著明であったり，ASD 併存例で ASD 症状のほうが顕著であったりするケースで，社会生活がうまくできていない，家庭内暴力が激しい，家族が機能不全に陥っているというような場合に，環境をいったん立て直すために入院してもらうことがあります．また，たとえば ADHD でも強迫症状が強く，親に何度も確認しないと気が済まないような子どもの場合に，対応していた親が疲れ果ててしまうことがあります．その状態が続くことで親子関係がものすごく悪くなってしまう危険性がある場合には，少し親と子を切り離すために入院治療を選択することもあります．いったん関係を切り離すことによって，支援をはじめからやり直し，親子関係のもつれをほぐして，少しクールダウンしてもらうことで親子の関係改善を目指します．こういった意味で入院治療というのはとても重要なのだと思います.

　入院している間に，環境改善のために，学校の先生方も含めた心理社会教育をやりなおすこともあります．そういった中で，本人には自分の症状や状態を自覚できるようになってもらいたいですし，同時に自尊感情の回復も入院中にある程度は目指したいところです.

　ただ，実際は子どもを入院させてくれる病院がそんなに多くある

わけではありません．当院でも医大ではできますがベッド数がそん
なにたくさんないので，いざというときにすぐに「じゃあ入院しま
しょう」とできないことも多く，困るというのが現状の問題ですね．
　また，虐待が絡んだ子どもの入院については，やはり医師と当事
者だけでは難しい場合が多く，児童相談所との連携が必要となりま
す．一時保護していただいたうえで入院となることもあります．逆
に，激しい家庭内暴力やいろいろな問題があっても子どもも親も入
院を拒否する場合があります．その場合にはすぐに入院させること
ができず，さまざまな説明や説得をしないといけないこともありま
す．
　入院治療が必要なケースというのはそんなに多くはありませんが，
入院せざるを得ないケースというのがやはり一部は存在します．そ
のため，ある程度のベッド数の確保は必要だと常に思ってはいます
が，なかなか難しいのが現状です．おそらく全国的に見てもできて
いないところが多いのではないかと思っています．

齊藤　では，宮島先生お願いします．

宮島　入院治療については，児童精神科に依頼して対応をお願いし
ています．実際にホットラインでお願いした例はいくつか経験して
います．

　たとえば，周囲との軋轢が激しい場合や，家を壊してしまうので
はないかというくらいかんしゃくが激しくなってしまった子，ODD
や CD のように他害行為がエスカレートしてしまった場合，また
はリストカットのような自傷行為が強い場合は入院治療が不可欠で
す．また，飯田先生がおっしゃったように，家族，特に母親が疲弊
してしまって家族関係が悪化した場合や家庭が崩壊している場合に
も入院が必要です．入院して，時間をかけて対応を考えていくこと
が必要であって，本人が self-esteem や自分自身とは何だろうとい
うことに気づくためにも，一度問題となる環境から離れることは大
事だと思います．入院治療の意義はまさにここですね．

　しかし，今述べたようなケースですとやはり小児科病棟への入院
はできないので，入院病棟がある児童精神科にお願いすることにな

ります．

　最近，入院のタイミング，受け入れ対応施設の数の問題を感じた事例があります．大学病院で診ていた子で，入院が必要になってお願いしてもベッドが空いておらず，ホットラインが利かないときに行き場がなくなってしまい，外来で何とかつないでいるうちに本人が病院に来なくなってしまいました．その後，この例では私と児童相談所，子ども家庭支援センター，民間の療育施設が所属学校に集まってケースカンファレンスを行ったのですが，その際に，児相は虐待行為がない場合は関与できないと言って引き上げてしまいました．結局，子ども家庭支援センターの指導員中心に治療して，今は何とか学校に行き始めています．この例からもわかるように，不適切な養育環境でありながら，児相が関与するまでの虐待行為がない場合などで，家族が入院治療に反対している場合は，地域ぐるみの連携も必要だと思います．

受け入れ対応施設

齊藤　やはり，子どもの ADHD の入院治療となると，児童精神科チームが専用病棟を運用している病院が引き受けることが多いと思います．もちろん地域にそうした病院がなければ，専用病棟を持つ病院に準じた子どもの治療が保証されている機関ということになります．このところ民間病院でも児童精神科専用病棟を運用する施設が確実に増えてきていますが，いまだ大半は公的病院というのが現状です．こうした専用病棟を持つ児童精神科を有する病院の集りが全国児童青年精神科医療施設協議会（略称は"全児協"）と称する協議会で，現在 30 を超える正会員施設が参加しております．かつて私が国立国府台病院精神科児童部に入職し，子どもの入院治療に関わるようになった頃，専用入院病棟のある児童精神科病院は全児協の前身である全国児童精神科医療施設研修会（略称"全児研"）と称する組織を作っており，正会員施設は 10 施設ほどで，20 年以上にわたってその数は変わりませんでした．もちろんその間に新たに病棟を開設する公的病院はあったのですが，一方で採算が合わな

いという理由で病棟閉鎖に追い込まれる病院もあるため，総数は一向に変わらなかったのです．それが現在は全国で30余の病院に専用病棟が存在し，さらに増える傾向にあるのですから隔世の感があります．しかし，それでも全国的に見ると児童精神科の専用入院病棟がない地域はまだまだ多いのが現状です．

　ADHDの子どもが家庭や学校で示すかんしゃくや自傷行為などの行動上の問題，あるいは不安や抑うつなどの精神症状が深刻化し悪循環に陥ったら，その子どもを家から切り離して保護してあげないと，親子共に解決策が見つからないまま共倒れになる危険が高まります．実際に臨床現場でそうしたADHDの子どもとその親に出会うことが珍しくないことから考えると，この事態に対応できる専門入院治療施設は全国にまんべんなく存在する必要があると思います．もちろん，一言で入院治療と言いましてもさまざまで，問題の深刻さや複雑さによって，短期間のクールダウンを目的とする入院，いわゆるレスパイト入院で済む場合もありますが，背景に虐待的な親子関係などが存在するとなれば，当然ながら入院期間がより長期間に及ぶ可能性は高まります．いずれの場合も，子どもの入院治療を受け入れる専門施設が地域に存在していること自体，大きな支援となるのだと私は考えています．

入院の適応

　飯田先生もおっしゃっておられたとおり，ADHDそのものの治療を目的として入院になることはほとんどなく，何か別の二次障害的な状態像が加わった場合に入院の対象になりやすくなると考えます．たとえば，家庭や学校や，あるいはその両方で子どもの暴力が頻発したり深刻化したりする場合です．また，思春期に入る頃を中心に自傷行為や自殺願望を持つようになると，ときには激しい自傷行為や自殺行動を衝動的に行ってしまう子どもも現れます．こうした状態像では子どもを入院治療に導入し，心身の保護に努める必要があります．さらに，ADHDの子どもの中には長期の不登校・ひきこもりに陥る場合もあり，そのようなケースからも入院治療を要

するものが出てきます．一般に不登校に陥る確率あるいは割合（仮に"不登校率"と呼びます）は，思春期年代に入った小学校5年生頃から少しずつそれ以前の水準から上昇し始めます．そして中学2年生頃が不登校開始のピークで，中学生の不登校率は3％ほどになります．ちなみに小学生の不登校率は0.5％弱ほどです．ところがADHDの子どもの場合には，小学校の前半から半ばにかけての年代で不登校になってしまう子どもがADHDでない子どもよりかなり多く見られます．そのため，ADHDの子どもの不登校やひきこもりが長期化する気配を示しているときには入院治療も治療・支援の方法として考慮に入れる必要があります．

　このように入院を必要とするほど深刻な状態像を示している場合には，背景に児童虐待が存在する可能性を考えることも大切だと思います．虐待を受けたADHDの子どもの中には，思春期になると，高い依存性と衝動性を特徴として他者を自分の思い通りに動かそうとするという，大人の精神科医の観点からは境界性パーソナリティ障害と診断したくなるような状態像に陥るケースが珍しくありません．ADHD症状と境界性パーソナリティ障害的な症状を併存しているようなケースでは保護と治療的養育を治療に組み込んだ児童精神科病棟での入院治療が役立つ場合も多いと考えています．

入院治療の意義

　児童精神科における入院治療は，当然ながら日常生活での不適応状態が極まり，周りも本人も疲弊し困惑しているときの最後の治療的対応として位置づけられるべきです．しかし，もしも虐待を幼児期から経験してきたADHDの子どもであれば，入院治療が子どもを保護し，より均衡のとれた自己を育む数少ないチャンスとなる場合も多いため，そのようなケースではより積極的に入院治療を位置づけることになります．

　ADHDの子どもの中には，小さい頃から「悪い子」「度し難い子」と思われ続けてきた子が少なからずいて，そもそも親がそのような旨の話を言い募ること自体が親子の虐待的な関係性をある程度

JCOPY 498-22918

示唆するように感じています．この点については，ADHDだから親の怒りを誘うのか，あるいは親が叱り続けるからADHD的な行動が刺激されるのかを判断することはかなり手ごわい課題です．まさに，卵が先か鶏が先かと言いたくなるような悪循環に陥っている親子はかなり多いのです．そのようなケースでは，子どもの自己やパーソナリティの形成が向かおうとする方向は偏り，かつ捻じ曲げられる可能性があります．ですから，窮地に陥ったADHDの子どもに，保護された支持的環境下で自己とパーソナリティが育まれる機会を提供するために入院治療を考慮するという姿勢も児童精神科医には求められているのではないでしょうか．

入院が必要になりながら他の方法を選択せざるを得ないケース

　今まで，学校や家庭での不適応行動や暴力の頻発ないし激化を入院治療が必要となる理由の第一にあげ，入院治療の目的と必要性についてお話ししてきました．ただ，そのような状態像の子どもがもしも小学生であれば児童精神科で受け入れることはそれなりに可能ですが，中学生で大暴れする場合に児童精神科病棟で対応可能かという点になると，判断に迷う，非常にデリケートな問題となります．あまりにも暴力性，特に反社会性の高い場合には，医療側も慎重にならざるをえないということになります．

　同様に，入院治療が難しいその他の例としては，親の変化をほとんど期待できないケースがあげられます．残念ですが，親のパーソナリティの特性や能力の水準によっては，家庭で親が子どもを支えることは非常に難しい場合があります．悪気はないけれども子どものことを全然わかっていないし，わかろうともしない親もおられます．そのようなケースでは親の協力を得ることが非常に難しいために，入院治療を含む治療・支援の開始がいたずらに先延ばしされてしまい，可塑性の高い治療の最適期を逃しそうになることもあります．

　そのようなケースでは，中高生はもとより，たとえ小学生であっても児童精神科の入院治療をはじめとした医療介入だけで対処する

ことには限界があります．そのような場合には，児童福祉機関での
処遇や司法的な矯正教育に医療が協力するという形で対応すること
が現実的なのではないでしょうか．具体的には，児童福祉機関とし
ての児童心理治療施設（かつての情緒障害児短期治療施設）や児童
自立支援施設での処遇，司法機関としては少年院における矯正教育
を中心とする処遇に，児童精神科による薬物療法など精神医学的治
療・支援の要素を加えるといった体系です．

　また入院のみならず，ADHD の子どもへの一般的な治療への協
力さえ期待できない親，とりわけ医療ネグレクトをはじめ虐待的要
素のある親の場合を考えますと，本当に入院治療が必要な場合には
児童相談所の介入によって一時保護委託の形をとるのが現在の対応
になります．しかし，その場合でも医療保護入院には両親の同意が
必要になりますから，親の同意を得るために苦労するケースもかな
り多いのが現実です．そのため，被虐待児の場合には児童相談所の
機能を強化し，児童相談所長なり地方自治体首長なりの同意による
精神科病床への入院が可能になるような児童福祉法なり精神保健福
祉法なりの法整備や両法間のすりあわせが必要になっていると私は
考えます．

　結論として，入院治療は ADHD 治療の最後の砦というだけでは
なく，それなりの数の子どもには必須の治療となるのではないでし
ょうか．長々と話してしまいましたが，入院治療については，以上
になります．

宮島　私は常にお願いする側の立場なので申し訳なく思っています
が，やはり入院治療が必要となることはありますね．先生方のよう
な児童精神科をご専門として，入院対応を受けてくださる病棟にす
べてを任せるというのが現状です．私は常々，小児神経科でも一次・
二次・三次のピラミッド式に，心の専門医として広く診て，児童精
神科と連携をとれる体制づくりが必要かと思っています．

齊藤　そうですね．

宮島　最後の砦としてよろしくお願いします．

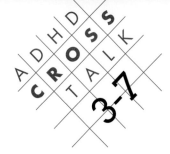

教育，児童福祉，司法など 他領域との連携について

齊藤 では治療・支援の章の最後に，他機関との連携についてお話を伺いたいと思います．もちろんここまでの議論ですでにこの点は話題に混じってきていますが，もし付け加えたいこと，話し残したことがありましたら伺いたいと思います．

宮島 私は小児科医ということもあってか，子ども家庭支援センターとの連携が多いです．先ほども少し触れましたが，虐待と認定できないときは児童相談所は動けないそうなので，そういった場合に子ども家庭支援センターの指導員に知識を持って動いていただけると非常に心強いです．実際私が今関わっている子ども家庭支援センターとは連携がスムーズになったと感じています．

　こうした連携をとる際に，所属学校や地域の療育施設など教育界との連携が前段階として不可欠です．初診の時点から，学校の先生と情報交換をすることがお互いの壁を取り払うためにも大事です．ただ情報交換や信頼関係の構築には時間がかかりますので，たとえば夏休みなどを利用することも一つの手だと思っています．お互いがやりとりのしやすい形を考えたうえで，教育現場との情報交換をすることが連携の基礎だと常々感じています．

　また，児相が関与するケースでは，母親がADHD-RS-Jをつけても，本来の子どもの症状とかみ合わない印象があるなど，子どもとしっかり向き合っていないと感じられることがあります．そのような場合には，不適切な養育環境である可能性を念頭に置いて，疾患の背景に潜むものを常に意識し，さらにはRAD*（反応性アタッチメント障害）も考慮したうえで連携にあたる必要があると思っています．

　まとめとしまして，小児科医としては，まず，子ども家庭支援セ

● **RAD**（reactive attachment disorder: 反応性アタッチメント障害）
乳幼児期から不適切な養育を受けた子どもで，親子の愛着がうまく築けず，自己肯定感を持てず，嬉しさや楽しさの表現が少なく，素直に甘えられず，相手に無関心で用心深く信頼しないなど他者との交流を構築しにくく，説明のつかない苛立ち不安などこころのコントロールに問題が認められる．

ンターから情報を得たいところです．そのうえで，児相，さらには入院を踏まえた児童精神科医の信頼できる先生方とのチーム，連携が必要だと感じています．

齊藤 飯田先生はいかがでしょうか．

飯田 宮島先生と一緒で，先ほどからずっと言っていることになりますが，ADHD そのものを診断するうえで「2 カ所で同じような問題」が起きていることはポイントになりますので，学校と連携して，学校の先生方と一緒に環境調整をしていくことは必要不可欠です．虐待の場合は児相の人たちと話し合いながら，虐待なのか ADHD なのか，両方なのか判断していくことになります．また，家庭内での暴力が激しい場合や非行が著しい場合には，警察や青少年センターと連携することになります．

　このように，ADHD や発達障害の子どもには他機関との連携した支援が必要なことが多いと思います．そのため，連携するということ自体，つまり，連携そのものの仕方や，他職種の人とうまく関わっていくということを，われわれ医療者は勉強しなければなりません．他領域とうまく連携がとれることは，信頼される児童精神科医としてやっていくため，さらには子どものこころ専門医になっていくための大事な条件の一つになりますのでね．このように考えると，連携は ADHD の子どもにとっても，われわれ医者にとっても重要なことだと思いますね．

齊藤 ありがとうございます．お二人が十分触れておられますので私から付け加えることはありません．いずれにしても，医療だけで行えることには限界があるので，子どもに関わるさまざまな職種の専門家と情報交換しあうことが大切です．その一方で，医療機関とその連携相手である諸機関がそれぞれ負っている守秘義務によって，各機関が把握する情報をうまく出し合えない，共有しあえないという現実があります．子どもをめぐる情報の専門家間での共有について，現在のわが国においてどのように考えていったらいいのだろうかと思いながら，お二人のお話を聞いていました．

飯田 確かに，最近は心理士の先生とでさえ，なかなか情報共有で

きないことがあります。「これは心理の部屋でのことですから，先生にはお話しできません」と言われて困惑してしまうこともありますし，学校の先生から情報をもらうときも親に確認しないといけないなど，個人情報の扱いはなかなか難しい面が多い話になっています。

齊藤　虐待を疑う場合には，児童福祉法の第 25 条や児童虐待の防止等に関する法律の第 6 条に明文化されている通告義務が守秘義務を超えた情報共有を例外的に認めています。こうした法的根拠を十分理解し，難しい連携を可能な限り追求する姿勢が子どもに関わる現在の臨床家すべてに求められていると私は考えています。このことを強調して本章の議論を終えたいと思います。

■ 参考文献

1) 齊藤万比古, 編. 注意欠如・多動症―ADHD―の診断・治療ガイドライン. 第4版. 東京: じほう; 2016. p.(22).

2) Catalá-López F, Hutton B, Núñez-Beltrán A, et al. The pharmacological and non-pharmacological treatment of attention deficit hyperactivity disorder in children and adolescents: A systematic review with network meta-analyses of randomized trials. PloS One. 2017; 12: e0180355.

3) NICE. NICE guideline. Attention deficit hyperactivity disorder: diagnosis and management. 14 March, 2018. nice.org.uk / guidance / ng87

4) Daley D, van der Oord S, Ferrin M, et al. Behavioral interventions in attention-deficit / hyperactivity disorder: a meta-analysis of randomized controlled trials across multiple outcome domains. J Am Acad Child Adolesc Psychiatry. 2014; 53: 835-47.

5) Sonuga-Barke EJS, Brandeis D, Cortese S, et al. Nonpharmacological interventions for ADHD: systematic review and meta-analyses of randomized controlled trials of dietary and psychological treatments. Am J Psychiatry. 2013; 170: 275-89.

6) 山下裕史朗, 向笠章子, 編. 夏休みで変わるADHDをもつ子どものための支援プログラム―くるめサマートリートメントプログラムの実際. 東京: 遠見書房; 2010.

7) 稲田俊也, 編. 小児の向精神薬治療ガイド. 東京: じほう; 2017.

8) Cortese S, Adamo N, Del Giovane C, et al. Comparative efficacy and tolerability of medications for attention-deficit hyperactivity disorder in children, adolescents, and adults: a systematic review and network meta-analysis. Lancet Psychiatry. 2018; 5: 727-38.

9) Pliszka SR. Treating ADHD and Comorbid Disorders: Psychosocial and Psychopharmacological Interventions. New York: The Guilford Press; 2009.

第 **4** 章

積み残しの
課題とまとめ

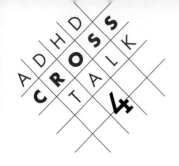

齊藤　ここまで子どもの ADHD のとらえ方，診断・評価，治療・支援をめぐって，3 章にわたって話し合ってきました．まとめの章ともなるこの第 4 章では，これまでに語り切れなかったこと，あらためて強調しておきたいこと，そしてクロストークに参加して感じたことなどをお話ししていければと思います．飯田先生からいかがでしょうか．

飯田　今回のクロストークで齊藤先生と宮島先生と一緒に話し合う機会をいただいて，ADHD について自分なりに勉強しなおすことができました．精神科と小児科で視点が違うこともありましたね．宮島先生からは小児科的な新しい視点をいただくことができましたし，齊藤先生からは精神療法的な視点も学ばせていただきました．非常にいい機会になったと思っています．

エビデンスに基づく治療をどこまで重要とするか

　最近「エビデンスに基づく治療をどこまで重要と考えるか」について悩むことが増えてきています．精神科的治療においては，科学的な知見・エビデンスに基づく治療と，臨床を重ねる中で経験的にいいと思う治療やエビデンスは確立されていないにしても症例報告レベルですごいなと思う治療とがありますよね．では，実際に臨床をするうえで，それぞれをどれくらいの比率で頭に描くのがいいのだろうかと考えたとき，自分の立ち位置がわからなくなってしまうことがあります．

　まずエビデンスについて考えてみます．エビデンスレベルが高いと言われるシステマティックレビューやメタ解析の論文を読んでいると，心理社会的治療は薬物療法に比べて effect size が小さく，有

効性もいまいち明確ではない治療とされてしまっています。たとえばペアレント・トレーニングについては，われわれの経験上ではものすごく効果があるように感じるものの，システマティックレビューになるとそれほどの effect size ではなくなってしまうことがあります。また，NICE*のガイドラインでも，薬物療法が優先されるように少しずつ変化してきているように感じる部分があります。ただ，システマティックレビューやメタ解析というのは金科玉条のように絶対に正しいと言い切れるものでもないように思うのです。

　最近，私はある研究班のメンバーになっています。そこでは，過去の論文すべてからクリニカルクエスチョンとその答えを立てて，システマティックレビューを行い，科学的エビデンスに基づくしっかりとした答えを出そうと試みています。クリニカルクエスチョンについて，統合失調症を例にあげて考えてみますと，「多剤を単剤に変えたほうがいい結果となるか」という問いがあります。一般市民としては当然，多剤より単剤のほうがいいとなるわけですよね。ところがそれをシステマティックレビューにかけて文献検討すると，2剤と単剤の比較では，単剤化することはリスクが高く，2剤のほうがいいという結果が出ました。そのシステマティックレビューの結果を受けて，一般市民の代表として弁護士にも参加していただいて，研究班も含めた全員で検討し，最終的なクリニカルクエスチョンの答えを決定します。決定は投票で行われますが，当然反対意見もあるので，結局答えが作れない事態にもなるのです。

　何の主観も入れず客観的に行ったメタ解析でさえも，誰もが「正しい」と明言できない結果が出てしまうことがあるわけです。というのも，どの論文をどれくらいの重みづけで採用したかなど，それぞれの論文の扱い方を考えると，客観的とはいうもののやはりどこかで主観が入ってしまいます。また，ある程度の期間を見たとはいえ，せいぜい2年くらいの経過だけなので，30年見たらどうなるかという話はできていません。ですから，システマティックレビューだ，メタ解析だと言っても，それが絶対に正しいわけでもなさそうだというのが私の実感ですので，エビデンスは何をもって正しい

● NICE
イギリスの国立医療技術評価機構（National Institute for Health and Care Excellence: NICE）は，イギリス保健省配下の執行型非政府部門公共機関の一つである。NICE の発行するガイドラインは4つの領域に及び，「国民保健サービス（NHS）が用いる医療技術」（新薬や普及薬の使用，治療法，手順），「臨床適用」（疾患および徴候別ごとの手技，治療法の適応），「健康づくりと防疫の公的機関向けガイドライン」がある。

といえるのか，と考えてしまいます．

ADHDのクリニカルクエスチョンは「薬をやめたほうがいいか，続けたほうがいいか」なのですが，結局「薬をやめると症状が重くなるので続けたほうがいい」という論文しか出てきません．「いついつまで続けるとどうなるのか」という論文はないため，やめるべきか続けるべきかわからないなら続けたほうがいい，というだけの結論になってしまいます．以上のようなことを最近は考えており，エビデンスをどの程度重要視して扱うべきなのかについては非常に難しいことだと感じています．

最近経験した症例―音楽療法

● 音楽療法
音楽を聞いたり演奏したりする際の生理的・心理的・社会的な効果を応用して，心身の健康の回復，向上をはかることを目的とする，健康法ないし代替医療，あるいは補完医療．歌唱や演奏を行う能動的音楽療法と音楽を聴くなどの受動的音楽療法の2つに分かれる．

1例だけではありますが，音楽療法*でとてもよくなった子を最近経験しました．ASDの併存は明確ではありませんが，ADHDと少し虐待もあったような子でした．その子に対し，家族の希望で打楽器を用いた音楽療法が行われましたが，最初は好き勝手に叩いたり，ばちを投げてしまったりしているだけでした．しかし，音楽療法士が叩くと，今度は自分が叩くというように，徐々に打ち合いのやり取りができるようになってきました．さらに回を重ねると，音楽療法士が「ポンポンポン」と叩くと，自分も「ポンポンポン」と同じように3つ叩くようになりました．こうやってリズムも合わせられるようになり，コミュニケーションと言いますか，相手に合わせる感じが出てくるのです．これまで一方的であったものが波長合わせをするようになってきました．実際に学校の先生に聞いてみても「最近落ち着いてきた」とおっしゃっていたので，正直音楽療法などでよくなるのかと侮っていた部分もあったのですが，認識を改めました．音楽療法はすごいと感じた経験となりました．

ただ，こういった例は私自身1例しか経験していませんし，エビデンスもありません．もし「意味がないのでは」と問われたら答えられませんし，よくわからなくなってしまいます．ですので，エビデンスがなくても実際に効果が出た経験がある中で，いったい何を拠りどころとして治療していくのがいいのか悩ましいと考えてい

るところです.

齊藤 なるほど音楽療法ですね. とても心にしみるエピソードです. ありがとうございました. では, 次に宮島先生お願いします.

宮島 小児科を代表してというとおこがましいですが, 小児科の立場でこのクロストークにお声がけいただけて, 本当に勉強になったと思っています. 齊藤先生も飯田先生も児童精神科医としていろいろな思いがありつつ, やはり小児科と同じように, 発達を見る医師としてのお立場で子どものことを考えていらっしゃると感じました. それは私自身の考えと非常に近く, 目から鱗と言いますか, 霧が晴れるような感じがしています.

　飯田先生が本当にたくさんの文献に目を通され, 整理してインプットされていることをお話の中から感じて自分自身反省しました. そのため, 今までは積読で斜め読みしていることもあったのですが, このクロストークが始まってからは ADHD や ASD 関連について up-to-date しなければということで, きちんと整理して頭に入れるようになりました.

情報量の多さ

　私はリタリン® の根拠ない過剰投与の問題から ADHD 治療に関わりはじめましたが, 当時とはずいぶん状況が変わっています. 現在ではコンサータ® を筆頭とする小児適応薬が 3 種類使用できるようになった一方で, それらの薬をいつ止めるのか, どれを選ぶのかという問題への医師の見解は当時とまったく異なります. また, ネットの普及により教育界や親が持つ情報量も格段に多くなっています.

　情報量の増加のせいか,「よく効く薬があるから出してほしい」といまだに言われてしまうことがあります. 確かに薬が必要な場合もありますが, 初診の時点で処方してしまう医療機関があることは, やはり問題かなという気がしています. リタリン® のころとは違った形ですが, われわれ医療者は, 気持ちを新たに引き締めなくてはならないと感じています.

私は大学教員として，保育者を育て，disorder としての診断名が
つく前に問題を抱える子どもに気づくことができる大人を増やそう
という目標をもって，東京家政大学での指導を行っています．『注
意欠如・多動症―ADHD―の診断・治療ガイドライン 第4版』で
分担執筆を担当させていただいたのは disorder の前段階の子どもに
ついての内容でした．書いている中で自分は，やはり保育者教育に
重きを置く診療に向いているように感じました．

　先ほど飯田先生がお話になった音楽療法の子は，打楽器という手
段を通して，相手と波長を合わせることができ，コミュニケーショ
ンをとれるようになりました．そのことで，その場を自分の居場所
と感じることができ，ひいてはその子の心の安定につながったので
はないかと思います．子どもというのは心が安定すると集団への適
応力が増していきますから，最終的に学校でも症状がよくなったと
感じられるようになったのではないかと思うのです．やはり自分を
受け止めてくれる人や安心できる居場所があることはとても大事だ
と思いますので，飯田先生の経験された子は，音楽療法の場がまさ
にその役割を果たせたのではないかと感じました．このように，音
楽療法であれプレイセラピーであれ，温かい雰囲気の提供も医療の
役割の一つだと思います．このことは発達障害に限らず，虐待関連
の子についても同様だと考えています．

　私自身での経験としては，民間の療育施設，放課後等デイサービ
スでの経験が非常に有効だった ADHD の子がいました．中学から
不登校でしたが，今では週の半分くらい学校に行けるようになって
います．このように，安心できる居場所ができると一歩を踏み出せ
るようになり，だんだんと他の面でも変わっていくことが増えてい
くのではないかと思っています．

　小児科医として子どもたちと関わる中で，成長期というのはシナ
プス刈り込み*の時期であるということを考えるようにしています．
シナプスの刈り込み，つまりは機能的な神経回路を完成させていく
大事な時期に関わっているという意識を持った診察を心がけると，
幼児期から ADHD 的な雰囲気を感じさせる子どもたちに気づくこ

● **シナプス刈り込み**
生後間もない動物の脳
内では過剰にシナプス
が形成され，その後の
発達過程で必要な結合
のみが強められ，不要
な結合は除去され，成
熟した神経回路が完成
する現象[1]．

とができると思っています．それは決して障害を見つけるためでは
なく，成長して社会的なトラブルが起こる前に，早期から支援者が
うまく関われるとよい効果が期待できるためです．小児科医として
は，ADHD に限らず健常児，定型発達児も含めて，子どもとの関
わりにおいて何か方法論的にできることはないかと考えていると
ころです．

　私が現在所属している東京家政大学のキャンパスは埼玉県狭山市
にあります．そこでは ADHD と確定する前のボーダーにいるよう
な子たちを救うことを専門的にやっており，行政と連携した環境づ
くり・安心できる基盤づくりを目指しています．子どもが「大人と
一緒にやってよかったな」と思えるような経験をすることで，自信
や目指すものが見えてくる，ということを改めて感じています．先
ほどの音楽療法の成功例と相通じるものがあると思います．安心で
きる環境の構築ができたタイミングで診断基準を満たしている場合
に，薬物療法を始めると治療の成功率が上がるので，このシナプス
刈り込みが行われる成長期にふさわしい，適切な医療を提供するこ
とが必要だと思います．

　先ほど薬の関連で情報過多について述べましたが，診断の面でも
情報過多の影響を感じています．今では診断基準などもインターネ
ットで簡単に知ることができるので，「自分の子どもはこの症状が
適応するからこれだ」と診断名を自己判断して外来にいらっしゃる
方がいます．特に学校の先生は明確な診断名を求める傾向があるの
ですが，医療者に対して「ADHD はどうしたらいいですか」とい
う質問ではなく，「この子は教室でこういうことがあるのですが，
どのように対応したらいいですか」と具体的な相談のほうが話しや
すく，子どもの抱える問題の本質を解決できると思っています．一
方で，「うちの子は障害ではない」ということにこだわる保護者も
いて，その場合にはその子が本当に困っている症状を見落としてし
まうケースもあるのではないかと思っています．

　信頼できる医療機関や教育者に出会うと保護者の表情が一変して
安堵に変わることもよく経験しますので，過度な情報を整理できず

不安や誤解を増長させる環境も多いのではないかと思います．そのため，やはり行動特性のある発達期の子どもたちに関わる大人みんなが膝を交えて話し合える場を設け，いろいろな情報を整理・共有して，適切な介入をできるようにすることが結果的に薬の効果にもつながるのではないかと思います．

　私としては，4，5歳くらいの幼児期にその子の特徴にある程度気づける保育者・教育者がいてほしいと思っています．また，母親になったときに自分の子どもと自信を持って付き合える人を増やせるように，保護者教育や小児医療を提供したいと思っています．

　今は，おぞましいことや誤ったことも含めいろいろな情報がSNSなどで簡単に拡散してしまうような，社会的に不安定さがある時代ですので，われわれ専門家は適切な情報をわかりやすく伝える必要があると思っています．

齊藤　ありがとうございます．今の時代の臨床家であることの責任についてお話ししていただいたと感じました．

エビデンスについて

　まずエビデンスについてですが，飯田先生のお話を聞きながら連想していたのは，医療思想としてのエビデンス文化を生んだ背景です．かつて経験主義的に治療の知恵や方法の獲得を優先していた時代には，若手医師は先輩の背中を見つつ，叱咤激励されながら技を身につけていくのが当たり前でした．しかし，その方法はひどく効率が悪いのと，ときに先輩に導かれて極端な論理や方法へと向かってしまうことがあるという問題点がありました．その改善のために医療技術の標準を明示するエビデンスの重要性が説かれ，エビデンス文化が生まれるに至ったのだと思います．

　また，もう一つの背景としてエビデンス文化がなぜここまで発展したか，その推進要因は何かという点に注目すべきです．もともとエビデンスに基づく医療とは，アメリカやイギリスの医療文化を色濃く反映し，医療経済的な意味で推進された考え方です．米国の場合，支払い側である民間保険会社が医療費の支払いに納得するよう

な根拠を示すという医療側と支払い側双方のニードからエビデンス文化は発展してきました．英国の場合は医療費の削減が喫緊の課題になった国家規模の経済状況に適応するために必須であったのがエビデンス文化だと思っています．しかしそれは身体疾患の場合はともあれ，精神疾患の場合にはエビデンスだけを信じるという医療側の姿勢が必ずしも適切とは言い切れません．やはり医療経済の観点から推進されてきたエビデンス文化が精神医療の厚みを減弱させてしまい，特に心理社会的治療技法の多くが低いエビデンスしか認められないという理由で医療外にはじき出される状況に，正直私は疑問を持たざるを得ません．

　システマティックレビューやメタ解析は，地道に資料を積み上げたものを材料にして研究を進めていくわけですよね．そのため，メタ解析の対象論文にどれを選ぶか，という最初の段階からして完全に客観的ということはなく，何らかの恣意性が加わっている可能性が大いにあります．ですから，先ほどの飯田先生のお話を聞いて意を強くしたのですが，半分参考にし，半分疑ってかかるという姿勢がエビデンス文化にはちょうどいいのではないかと考えます．参考にはするが縛られる必要はないという感覚を大事にしたいと思います．

音楽療法

　そして先ほどの音楽療法のケースについてです．その子はおそらく ASD 傾向も少しあると思うのですが，ADHD や ASD のある子が，強いられたものではなく自然発生的に，他者と通じ合う経験によって変化していけるのは本当に素晴らしいことだと思います．通じ合うまでにはその子の中に心理的な変化のプロセスがあったと思うのです．つまり，「今の先生がやった打楽器の叩き方には意味があるのかな？」「もしかしたら叩いてほしいのかな？　よし，叩いてみよう」とだんだん関心が膨らんでいく中で，自分と相手のリズムを聴き分けられるようになり，最終的には「何かおもしろいぞ．ワクワクするな」となっていくプロセスが生じたというのは，治療

としてとても大切だと思います．私がずっとこだわってきた，メンタライジングの機能不全をもつ発達障害の子どもの精神療法の意味につながるのではないかと感じました．

　この飯田先生のケースのような子が，果たして薬物療法だけで，通じ合う関係，チューニングしあう関係には意味があるという直感的なメンタライジングをなしえただろうかと考えると，おそらく得られなかったのではないかと思うのです．薬の効果でそうした感覚へのアンテナ機能を調整することはできても，ここまで構造的にまとめ上げ，自己の能力として組み込むことを実現していく経過にはプレイセラピーや音楽療法といった，精神療法を含めた心理社会的治療が必須であると私は考えています．こうした治療なしには子どもの心の医療や発達障害医療が成立しないことをあらためて教えてくれるケースですね．

情報過多

　それから，宮島先生もあげていた情報過多の問題についてです．極端な例になりますが，「うちの子，ADHDだと思いますので薬で治してください」といった姿勢で来院されて，医師が当惑するケースさえあります．こうした親，特にお母さん方には，自分自身と子どもとの関係史，あるいは相互交流史について考える視点を持っていただくことから取り組まねばなりません．そのために大切なのが親支援だと思うのです．ASD特性を併せ持つ子どもの場合はなおさらですが，フォーカスを当てるべき親子関係の相互性に親が関心を持たなければ，子どもにその機能が育つはずがないのです．

飯田　確かにそうですね．

齊藤　ただ，宮島先生がおっしゃったように，今現実にそういう傾向がどうも増えてきていると感じます．ですからわれわれ医療者は，親に対し正しい情報をいかに届けていくかということを考えていかねばならないと思います．なかなか難しい課題ではありますが．

食事療法

飯田　その情報過多の関連で食事療法についても一つよろしいですか.

　今, ADHD児に対する食事療法がネットでも話題になっており,「この食事をするとよくなる」「この食べ物をやめるとよくなる」といった情報を見た親から質問を受けることがあります. それこそエビデンスはどうなのかという話になると思うのです.

　そういった食事療法の例としては, 人工甘味料や人工着色料の除去食, アレルギー性物質の除去食, ω3・ω6脂肪酸補助食の摂取, あるいはミネラルやハーブの摂取などがあります. 確かに, 人工着色料除去食と, ω3・ω6脂肪酸の補助食は有効であったとする論文も実際にある一方で, NICEガイドラインでは「専門家・医師はそういうことを推奨してはいけませんよ」と明記してあるのです. 少しややこしい部分もありますが, 現時点においては食事療法にはわれわれ専門家が推奨するようなものはないと個人的には思っています.

齊藤　私のところにも, グルテン除去食*を始めるべきか迷っている発達障害の子どもの親がいらっしゃいました.

宮島　グルテン除去食に関してはうちにもいました.

飯田　当てはまります. グルテン除去食もネットで話題になっていますね.

齊藤　そのあたりは本当にまだわからないですよね. ただ「わからない」「まだ明確になっていません」と伝えることは, ある意味消極的支持になってしまい,「(是非が) わからないなら続けます」といった反応が出てくることもあります.

　今後, 病因論や脳科学的分野の研究がさらに進んだら, ADHDに限らず発達障害の背景因子や原因因子について明らかになってくる可能性があります. その段階で食事療法についても答えが出るかもしれません.

　確かに, 山のような誤情報の中に1粒のダイヤモンド的真実が

● グルテン除去食
小麦蛋白であるグルテンを摂取しないという食事療法の考え方であり, その妥当性, 特に発達障害への効果には異論も多い.

落ちている可能性はゼロではないと思いますが，まだまったくわかっていない現時点で，何か特定の栄養素の補充あるいは除去療法や偏った食事，生活を推奨することは臨床家にはとてもできませんね.

宮島　しかしそのような療法の推奨はなくならないですね.

齊藤　なくならないでしょうね．特に発達障害は非常にすそ野の広い領域ですから，どうしてもそうした民間療法的な主張や発信に大きく影響される傾向があります．われわれ医療従事者はそのような主張に対して，信じることからも否定することからも一定の距離を置いた，あくまで中立的な，是々非々の姿勢を維持しなければならないと思います.

ADHD と診断することが本当に益をもたらすのか

　私が話題にしておきたいのは，宮島先生のお話の中にもあった，ADHD や ASD などの発達障害だと診断することが，子どもやその養育者に本当に有益なのかということです．私たち医療者は，この問いに対して真摯に向かい合い，真剣に考えつづけ，そして訥々と語る存在であらねばならないと私は考えます.

　「発達障害と言われていた子どもが本当は発達障害ではなかった」，「別の視点で育てられていたら発達障害にはならなかった」といった論旨のメディアでの発言を目にし，耳にすることがあります．このような発言は一見正論に聞こえますが，そのような発言の背後には，「いったん発達障害と診断されたら，一生『障害』という枠の中にとらえられて生きていくしかない」という誤解，あるいは思い込みがあり，それを目にした親は「自分のせいで子どもは発達障害になった」とか「発達障害であると認めたら，親である自分も当事者である子どもも一生『障害者』あるいは『障害者の家族』として生きていかねばならなくなる」と考えて苦しむことになります.

　私たち子どもの心の診療医すなわち児童精神科医や小児科医は，果たしてこうした誤解や思い込みと向き合う最善の努力をしていると胸を張れるでしょうか．この問題と真摯に向き合うことなしにADHD や ASD と診断することで子どもや親が本当に救われるの

かという問いに答えを出すことはできません.

　ADHD の特性を持つ強みと弱みについて，臨床家は当事者である子どもや親と具体的な言葉で話し合ってきたでしょうか，実際にその強みの部分について具体的なイメージを作るための対話を続けてきたでしょうか. これらについて ADHD 診療の現状はまだまだ課題が多いように私には思えます. 羅列的に弱みである症状や問題行動を挙げるだけでは子どもも親も真の当事者に育つことはできず，ADHD という，あるいは発達障害というスティグマを背負わされ未来への希望を失った存在にしてしまっている可能性があるという点について私たちは目を向けるべきです. 薬物療法がある程度確立している ADHD 診療の現状であればこそ，そのような観点が必要なのではないでしょうか.

　子どもや親にとって ADHD や ASD と診断されることが各々の生き方のよき転回点となり，当事者である子どもはそうした特性を持つ自己の未来を治療者や他の支援者に支えられながら模索し始め，親は自分がよき支援者となるために何が必要か考え始めるということの契機となったらどんなに素晴らしいことでしょう. そのために私たちは，ADHD や ASD である子どもの自己やパーソナリティの発達を支援するという観点を治療論の中にしっかりと位置づけ，組み込んでいかねばならないのです. 薬物療法も含めた ADHD の総合的治療体系は，美しい旗印あるいは建前として必要なのではなく，愚直にその実在を信じて地道に実践を続ける臨床家の具体的指針として必要なのだと，このクロストークを通じて感じています. その点で私たち臨床家の努力はまだまだ足りないのです.

過集中

齊藤　では次に ADHD を語るときに避けては通れない過集中[*]について話し合ってみたいと思います. 実際，私が治療に関わった子どもの中に高い確率で過集中を示す子どもが存在しました. 一般的に過集中は ASD 特性の一部と考えられがちですね. ではこの ADHD 者が示す過集中は，DSM-5 風に「ASD を併存する ADHD

● **過集中**
注意散漫である ADHD の子どもがゲームに取り組んでいる際や試験勉強の直前の一夜漬けなどで驚くほど長時間の集中と没頭を示すことがあり，これを「過集中」と呼んでいる.

の状態像」ということで割り切ってよいのでしょうか．あるいは過集中も ADHD 特性の一つととらえるべきなのでしょうか．この点について，私の中でまだ整理ができていません．先生方はどうお考えでしょうか．

飯田　私の患者さんの中にも ADHD で過集中がある子がいます．確かに ASD のこだわりが強いという特性から過集中になる人もいるのですが，そうではなく ADHD 的な過集中というのもあると思います．たとえばエジソンがもし ADHD だとしたら，明らかに過集中型 ADHD ですよね．近くで火事が起こってサイレンが鳴り大騒ぎになっていても，何か一つのこと，好きなことに一生懸命取り組んでいるとまったく気付かないというのは ADHD の特性の一つでもあると思うのです．

　それは結局デフォルトモードネットワーク（DMN）の裏返しみたいなもので，集中する範囲や注意の範囲のコントロールがうまくいかないということではないかと思うのですね．そもそも ADHD の DMN とは，周囲の雑音と注意している部分とが同じ重みづけで入ってしまうことにより一つのことに注意を集中できないわけですが，その注意のコントロールの悪さから，逆に今度は一点に集中しすぎると周りが何も見えなくなってしまうという事態が起こり得るのではないかということです．つまり，注意の重みづけがうまく配分できないことが ADHD にあるのではないかと思っています．これらのことから ADHD に過集中が起こっても不思議ではないように思っています．

齊藤　定型発達の子たちですと，小説を読みふけっているなど何かに集中しているときでも，外の刺激，特に一定の閾値を超えた刺激には敏感に反応します．一方 ADHD の子は，普段は閾値以下のわずかな刺激でもすぐに気が散る一方で，いざ何かに集中し始めると，閾値を超えた相当強い刺激でも気が付かないということがありうるのですね．

飯田　そうですね．そういう注意の制御困難というかコントロールの悪さはあるような気がしますね．

齊藤　ADHD 者の DMN 機能と関連した注意の機能不全・機能低下が過集中にも関係するという飯田先生のご意見はとても納得できます.

宮島　私の患者さんにはゲーム依存の子が少なくありません. 今までは ASD 性のこだわりからくる過集中ととらえていましたが, 今の DMN を用いた解釈を聞いて, こだわりというより注意の制御不全というご意見は非常に納得しますね. ADHD の子は自分の世界に没頭してしまう感じがあるように思っており, そうなるとお母さんが言っていることもまったく耳に入らず, 家庭の中でいさかいが起こってしまいます. その原因は, 何もやらない・できないというよりは, 過集中の状態になってしまって気づいていないということにあるような気がしました.

齊藤　私がお会いしている医療系大学の学生がいますが, 彼は授業にはきちんと出席しているものの, 日頃はバイト三昧で, 友達と遊びまわり, まったく勉強しません. ところが試験のきっかり1週間前になると「本当にやばい」と言いだし, すさまじい勢いで勉強を始めます. それは親が「いつ寝ているのかわからない」とおっしゃるほどの没頭ぶりです. 定期試験はこのような1週間弱のすさまじい過集中によって, 悪くない成績で毎回切り抜けています. この人のこうした過集中は, ASD のこだわり由来の過集中とは違う手応えで, やはり ADHD の特性として起こっていると感じていましたので, 飯田先生のお話で納得できました.

飯田　その人はモチベーションがすごいですね.

齊藤　やはりその職業にどうしてもなりたいのだそうです.

飯田　そういったモチベーションがあると過集中もいい方向に働くのですね. みんなにそうしたいいモチベーションを作ってあげられるといいですね.

齊藤　そうですね. 過集中について考えてみると, いちばんよく聞くのはやはり宮島先生がおっしゃったとおりゲームへの過集中ですね. また, 漫画への過集中も聞きます. 漫画を読み始めるとお母さんがいくら呼んでも気がつかないそうです.

宮島　絵を描くのが好きで過集中になる子も多いように思いますね．ADHD の過集中はかわいらしい感じがするのですね．ただ，親からしてみると困ったことです．

齊藤　そうですね．親から見たら困ったことだという点では，ADHD 由来の過集中も ASD 由来の過集中も同じことですね．ただ，過集中というのはやはり彼らの強みになりうると思います．のめりこんだら一つのことに夢中になってしまうあの感じはエジソンや坂本龍馬を連想させます．たとえば竜馬がわが国の歴史の転換点であれほどの重要な役割を果たすことができたのも，ADHD の過集中と共通の精神力によるものかもしれません．

宮島　本当に，世の中の財産となりえるような尊い力だと思います．

大人の ADHD と長期経過・予後論

齊藤　さて，ここからは大人の ADHD について話したいと思います．現在大人の ADHD については大人を診る精神科医を中心に子どものそれとは一線を画した独自の取り組み・発展が始まっていると私は感じています．では私たち児童精神科医や小児科医は，大人の ADHD をどうとらえたらよいのか，それは児童精神科や小児科の経験とつながっているものなのか，もしつながっているとすれば両者の連続しているものとは何かといった点について話し合ってみたいと思っています．もちろんそれは大人の精神科医療に課せられた課題ではありますが，私たち発達障害に関わる児童精神科医や小児科医にとっても重要な課題ですから．

飯田　大人の ADHD について，成人期発症 ADHD ＊というのが注目されています．これはもう 3 年前になりますが，2016 年に成人期発症 ADHD についての論文が 3 本立て続けに出て [2-4]，それが 3 本とも prospective な検討だったために，関係者が無視できない，注目に値するものだということになりました．ただ，本来は子どもから大人への連続性があるから「発達」障害のはずなのに，成人になってから ADHD になるということがあっていいのかという議論になっています．

● **成人期発症 ADHD**
ADHD は本来神経発達症に分類されているものなので，幼小児期に発症するものであり，成人期に発症することは考えられない．しかし近年，成人期になって初めて ADHD 症状が出現する例が見られるようになり，それらの症例を仮に成人期発症 ADHD と表しているが，実際そのようなことがあるかどうかはまだ議論が始まったところである．

この議論に対する考え方は現在 3 つあります．一つ目はもともとあった ADHD の特性が環境の困難さから顕在化するというものです．子どものときは，家庭の外の社会はせいぜい学校程度で，比較的保護的で守られた環境の中にいられるので，症状が顕在化するほどのストレスがかからず，気づかないまま過ぎていた．しかし，就職などで実際に社会に出てみると，ストレスの多い厳しい環境に置かれるため，隠れていただけでもともと持っていた ADHD の症状が浮き彫りになるという機序です．3 つの考え方の中ではこれが最も合理的リーズナブルな考え方です．

　二つ目は，子どもの ADHD と大人の ADHD はどちらも ADHD ではあるが，機序としては別のものである，という解釈です．子どもの ADHD は圧倒的に男の子に多い一方で，大人の場合には性差がないことや，遺伝的な問題がまだ明確ではないことなどを考えると，同じ ADHD とは言えないのではないかということです．

　そして三つ目は，成人期発症 ADHD は根本的には ADHD ではなく，別の疾患だとする考え方です．

　これらとは別に，私が個人的に思っていることがあります．疾患概念の変化がそのまま反映されることによって，30 年前には ADHD と診断されなかったものが，今の概念に当てはめると ADHD と診断されるというパターンです．たとえば ASD でも，30 年前は自閉症，ASD とは診断されていなかった人が，今の概念に当てはめると自閉症，ASD と診断されることがあります．同様に，確かに今なら ADHD と診断できるけれども，30 年前の子どものときにはそのときの概念に当てはまらなかったために診断されていなかっただけ，というケースもあるのではないかと思うのですね．

　先ほどの 3 つの考え方が主流なのですが，もう一つ脳機能的なレベルの研究が進むことで明らかになる ADHD の原因もあるのではないかと思っています．というのも，実は，大人になると症状がよくなっている ADHD の脳と，大人になってもあまり改善が見られない ADHD の脳を小さいころから追跡している研究[5] があります．それによると小脳の大きさは，予後の良い ADHD では健常

の人と同じような成長をたどる一方で，予後の悪い ADHD では思春期の16〜18歳頃を境に小さくなってきているそうです．ですから，現時点の主流の考え方だけで成人期発症 ADHD の原因を説明することは難しく，今後の多くの研究によって新たな展開を迎えるのではないかと思っています．

齊藤　ADHD の診断自体，DSM に従った操作的診断を通して症候学的に診断しているわけですから，脳の中で実際に起きていることとは次元が違う話ですよね．

　飯田先生が触れられた小脳の大きさについて，それが小さくなる群とそうでない群は，そもそも同じ疾患なのでしょうか．

飯田　それもわからないですね．

齊藤　もしかしたら，また何か別の，ある種の脳疾患と分類されていく時代が来るかもしれませんね．もっとも，症候論的に子ども時代からその2つを区別することはできないので，やはり現時点では包括的に ADHD と見ていく必要があるのでしょう．ただ，均一な疾患を診ているわけではなく，均一な症候群を診ているだけである以上，異種性という観点も意識しながら子どもと大人の ADHD 論の今後を見守る必要もあるということですね．

宮島　確かにそうですね．

飯田　また，ADHD 症状が大人まで続く群と，改善が見られる群の違いを検討した論文はこれまでにいくつか出ています．以前はIQ の高さが関係すると考えられていました．つまり，もともと IQ が高い子どもは大人になるにつれて症状に改善が見られ，あまり悪くならないと言われていたのです．ただ最近は必ずしもそうではないとも言われており，むしろ子ども時代の家庭環境が関与している可能性が示されています[6]．親の精神健康上の問題や社会経済状況，養育環境，さらにはアタッチメント形成の問題などが予後を左右しているのではないかとも言われはじめています．

　さらにもう一つ，ガイドラインにも載っているのですが，成人になったときにどれだけ本人に適した環境を選んで生活しているかが予後と関係しているという話があります．無理して本人の能力と差

があるところで働かず，能力にマッチした環境で，能力を生かせる仕事をしている場合には，その人たちの症状はほとんど消えているそうです．

　ですから，予後についてもやはり，ADHD という疾患だけを考えるのではなく，常に周りの環境との相互作用を考える必要があると思っています．

齊藤　ADHD の特性を持つ子どもは，特性を持たない子どもに比べると，やはり環境の侵襲に対する脆弱性が高いのでしょうね．そのため，本人とミスマッチな環境に置かれた場合にはより大きな影響を受けてしまうのだと思います．

宮島　本当におっしゃるとおりで，その子にとって合う環境は非常に重要だと常々感じています．学年が変わるなどの変化に本人が適応できない場合に，最初のうちは効果があった薬物が一気に効かなくなるケースを何度も経験しました．こういったケースではまさに環境要因が関わっていることを実感します．

　環境要因として重要な観点は受け入れてくれる人や場所があるかどうかですので，その子の得意なことを生かせる場やクラス内での役割を作ることが助けになるのではないかと考えています．

齊藤　生まれたときの障害度の水準やその広がり方にも違いがありますし，さらに最早期の養育環境との相互作用の影響を受けつつ個々の子どもの ADHD 特性が形成されていくわけですよね．乳児期には受動的に環境から影響を受けることの多い ADHD 特性が，幼児期，学童期，そして思春期と育っていく過程でより能動的な環境との交流が拡大していくにつれ，徐々に子どもの自己やその優勢な機能であるパーソナリティに組み込まれ，それらの要因の一つとして発展していくのだと私は考えています．そのとき重要なのがこうした育ちを守ってくれる環境であり，そのサポートの質なのではないでしょうか．

　遺伝要因と胎内環境との相互作用から形成されたという意味で「生来的に」持って生まれた脳の器質的・機能的特性が，0〜4歳くらいまでの間に環境との相互作用によって修飾され，5，6歳であ

る程度の完成度に達する．だから，乳幼児期の養育環境や，それを補完する社会システムとの関係が支持的なものであるか，あるいは逆境的なものであるかは，持って生まれた ADHD 特性の障害性の展開を左右し，ADHD の長期予後や ADHD である人の人生を決定する重要な要因となるのだと思います．

宮島 そのとおりだと思います．

齊藤 ですから ADHD の学童期以前の展開過程には 2 つの段階があるように思うのです．乳児期に受身的な存在として包まれる早期養育環境との相互作用を通じて，障害の原形のようなものが子どもに見えてくるのが第 1 段階です．次に生後 2 年目のどこかの時点で幼児期に入り，そこで以前より能動的に養育者や他の人と交流していく過程で，ネガティブな意味での二次障害，そしてポジティブな強みという意味での健康なパーソナリティ特性の両者の形成が進んでいくのが第 2 段階です．幼児期に始まるこの第 2 段階は，さらに学童期，そして思春期の終盤まで続いていく長い時間であるとイメージしています．この第 2 段階に養育環境，家族システム，そして学校環境の質を改善することを目指した心理社会的支援を提供することの意義は，大人になってからのより機能性の高い人生につながる可能性を高めるという意味で，いくら強調してもし過ぎることはありません．

宮島 現状把握と目指すべき治療がわかりやすくなってきましたね．

齊藤 でも現状はまだまだですね．

■ まとめ

齊藤 ではそろそろこのクロストークをまとめたいと思います．ここまで議論してきたことを振り返り，ここは強調しておきたいという点や，積み残していた点などをコンパクトに触れていただきたいと思います．まずは宮島先生お願いします．

宮島 私はリタリン® の過剰投与の問題を知ったことをきっかけに ADHD 領域に関わるようになりましたので，薬をいかに適切に使

うかは再度強調したい点です．また，心理社会的治療や音楽療法，プレイセラピーといった子どもの心のケアや，私が現在所属する東京家政大学で行っているバウムテストなどを通して，言葉以外にも子どもたちからいろいろなサインが出ていることを感じています．薬物の適切な使用の指導と並行して，そのサインに気づける大人，子どもからのメッセージを受け取ることができる大人を，専門家・医療者・療育者・保護者すべての中で人材育成していくことが今の社会に問われていると感じます．

　ADHDが診断しやすくなり，その子どもたちへの関わり方も浸透してきたのは事実だと思います．ただ，診断して「はい，薬」ではなく，その子が人生の中でどのように自信を持って生きていけるのかについて考えていかねばなりません．それはADHDという一つの病態を築いた大人の責任であると思います．その意味でも，診察室での治療だけではなく，学校をはじめとする集団社会との連携の重要性は常々感じています．

　病院で診療を行っているときは忙しくてなかなか学校やほかの施設へ行けなかったのですが，東京家政大学へ移ってからは地域との連携にも深く関わるようになりました．外に出てみると，われわれ医療者だけでなく，さまざまな役割の大人が適切に関わることで，予後や長期的治療の効果が変わるケースを何度も目の当たりにしました．また，子どもが自分を認めてもらえたと感じる環境・居場所は，その子の生きる意欲・生きやすさにつながり，自分は捨てたものではないという感覚や自信を取り戻していく姿も見ることができました．われわれ医療者はADHDという行動特性，病態に気が付いているからこそ，社会的支援の温かさを知り，その子の能力を生かす術も身に着けていく必要があると思っています．

　最後に，私のポリシーの一つとして，診察室からは笑顔で帰れるように送りだそう，というのがあります．若いころは余裕がなく，子どもたちや両親のことを考えないまま診断名を告げるだけ告げて，あとからご指摘がくることもありました．そのようなことがないよう，具体的には，その子の症状への接し方をはじめ，いろいろな心

理社会的治療，環境調整を行ったうえで薬を使うと有効であること，NIRS 計測で指摘された不注意や集中できないといった症状が改善されること，成功体験があると自尊感情の向上につながることなどをきちんと説明するよう心がけています．さらに今，小児適応薬が3種類揃って，ようやく武器というか治療の術が確立されてきました．薬は効果も高く非常に助かっている面もありますが，頼りすぎず的確に用いなくてはなりません．そのためにも，他業種連携による居場所づくりを意識した治療が，特に発達期の ADHD 治療においてこれからますます必要なのではないかと思います．やはり，診断名を告げるだけの医者にはなってはいけないと思っていますし，診察室だけで終わりにしない治療が重要だと考えています．

齊藤 ありがとうございます．飯田先生はいかがでしょうか．

飯田 最近，少し整理整頓ができないだけで自分の子は ADHD ではないかと考えるような，非常に子どもへの要求水準の高い親が増えているように感じています．そういった際に「これくらいであれば誰でも起こりえます」と医療介入が必要ではない旨を最初の時点でしっかり伝えられる医師にまずはなりたいと思っています．何でも医療に取り込めばいいわけではありませんよね．

　また，虐待やそれに近いマルトリートメント*を受けている子どもで，そのせいなのかは定かではありませんが明らかに ADHD 症状を示す子はたくさんいますよね．そういった子が児相経由で受診したときに，発達のうえでものすごく重要な，乳幼児期の親との最初のアタッチメントをどのようにサポートしてあげるべきだったのかについては考えてしまうことがあります．

　先ほども述べた通り，発達障害は環境との相互作用が非常に重要であるため，保護者や他者との関係性を通じて間主観性が生まれる中で起こるちょっとした躓きが，大きな影響を及ぼす可能性があると思うのです．虐待は親側からのアタッチメントの乏しさ，発達障害だと子ども側からのアタッチメントの乏しさがあり，両方が重なる場合もあるのですが，このアタッチメントをもう少していねいにサポートできれば，発達障害の症状を弱めたり，診断に至らないレ

● マルトリートメント
不適切な関わり．特に，大人の子どもに対する不適切な養育や関わり方をいい，身体的・性的・心理的虐待とネグレクトを包括的に指す．

ベルにまで下げたりできるのではないかと考えています.

つまり，ある種の予防的介入として，どれだけお母さんをサポートしてあげられるか，ということになるかと思います．お母さんをサポートしながら子どもとお母さんの間のアタッチメントを強化することで適切な間主観性が生まれていけば，発達障害にならずに済む子どもたちが増えるのではないでしょうか.

乳幼児期における母子のメンタルヘルスについても同じことが言えると思っています．産婦人科から小児科に移るくらいの時期に，保健師さん・看護師さん・助産師さんなどが療育活動をサポートしてくれる仕組みが社会の中で増えてきたらさらにうまくいくこともあるのではないかとも考えています.

齊藤 そのあたりは，今まさに周産期・早期幼児期における母子メンタルヘルス支援活動のような形で厚生労働省をはじめ行政が力を入れはじめているところだと思います．このあたりは周産期および産後の母子支援ということになりますが，母親の産後うつ病*[7]や自殺，そしてネグレクトをはじめとする児童虐待との関連を含め，現代のわが国にとって喫緊の課題となっていますね.

周産期ケアと言えば現時点では母親の支援が中心となっており，新生児および乳幼児のメンタルヘルスという観点が薄いという印象を持っています．この現状を克服し，地域としてメンタルヘルス上のリスクの高い母子を細やかに支援しケアするという体制ができれば，飯田先生がおっしゃったように発達障害の発現を抑制したり軽症化させたりといった領域にも手が届くのではないでしょうか.

こういった議論が出てきたこと自体，子どもと母親，とりわけ乳幼児期の母子の心の相互性に注目することが普通になってきたということなのでしょう．これまで母親の産後うつ病と，児童虐待や子どもの発達障害の問題は，同じ現場で同時に生じている現象であるにもかかわらず，別々に語られる傾向がありました．ADHD に限らず親の問題と子の問題が互いに影響しあって悪循環に陥ったり，逆に適切な支援を受けることで親子ともども状態が好転したりすることはすでに常識と言ってよいと思います．今や実際に，周産期お

● **産後うつ病**
分娩後の心身の変化を背景として出産後に始まるうつ病で，発症は産後 5 週間以内が有意に高く，有病率のピークは産後 3 カ月にあると言われている.

よび産後の母子を支援し，その後も必要に応じてフォローしていけるようなシステムを地域に構築し根づかせるべきときですね．

しかし地域は現在，頻発する児童虐待事例の対応に追い立てられていますから，予防のところにまでなかなか目を向けることができないままに疲弊しているのも事実です．

もともとは虐待的な傾向を持った親ではなかったとしても，発達障害の子どもの早期幼児期から続く対応の困難さに振り回され，児童虐待に近い親子関係に陥ってしまうケースも多いと思います．発達障害と児童虐待が重なり合ったケースを減少させるためには医療の努力だけではほとんど無力です．地域保健福祉活動の中で，母子保健と社会福祉と医療と各々の間の垣根を超えた連携が今ほど必要なときはないように思います．

宮島　特殊なケースというと，親子の間で包丁を振り回したり，お金を黙って持ち出したり，いろいろなことが起こりますよね．こういったケースへの対応は本当に難しいです．

齊藤　児童虐待も ADHD も子どもの自尊心を下げる強力な要因とされています．ここで大切なことは，自尊心が下がり自己否定的な感情が高まっていく過程は，怒りあるいは憤りが高まり結晶化していく過程を必ず伴うものだという点です．児童虐待を受けた ADHD 児で言えば，学童期に入る頃にはすでに不信感と怒りで非常に攻撃的になっているというケースが珍しくありません．このように，しばしば自己破壊的な行動に走ったり，他者へ激しい攻撃性を爆発させたりする子どもに対して，その爆発こそ彼らの SOS だととらえる度量が私たち大人には必要なのです．いずれにしろ，虐待的な養育環境で育つ ADHD の子どもは犠牲者と加害者の二面性を抱えていることを覚えておかねばなりません．

宮島　虐待事例を踏まえて，「母子健康手帳からわかる虐待の予防」という授業を設け，保健士や保育士，学生に講義をしています．虐待を受けた子たちは，それこそ反応性アタッチメント障害の症状に見事に当てはまります．つまり，良い子でいようとする・自分から甘えられない・他者への攻撃性などの傾向が見受けられ，こういっ

JCOPY 498-22918

た傾向は本当に発達障害と区別がつきにくいと思います．ただその背景にはおぞましいことが起こっているので，あってはならない話だと感じる一方で，現実には見落とされている子のほうが多いとも感じています．児相からは確かに虐待関連のケースが紹介されますが，児相が気づかないかぎり，本当に来てほしい被虐待児たちは病院にかかることはなく，来院するのは先ほど述べたような，「うちの子はADHDですよね」といったお母さんが多いのが現状なのですね．

齊藤　最後になりますが，現状のADHDの社会的状況や支援体制づくり，そして専門家集団の議論および研究のためのつながりなどについて，どう感じているかについてお話しいただけますか．

宮島　小児科医の立場から言うと，発達障害の分野において，最近やっと小児科医が児童精神科医と同じ土俵に上がることができるようになったと思っています．最初のころは，小児科と精神科では診療へのアプローチが違う点があるのではないかと考えていましたが，こうして深くお話をお聞きすると，やはり基本的には子どもが抱える同じ症状を診ているので，ほぼ同じ意見なのだとわかりました．ただ，受け持つ症状の重さという点では異なるようにも感じました．児童精神科医は入院病棟もあるので比較的症状が重い，よく救急医療で言われる，primaryの一次，二次，入院などの三次というピラミッドにおいて上のほうの領域を受け持つことが多いのではないかと思います．

　そうした入院を必要とするケースで，児童精神科と連携をとれて，患者さんをお願いできる関係性を持つということに関して，専門家の集まりの中でも温度差・地域格差がかなりあるのではないかと思っています．東京は恵まれているけれど地方ではまだ難しいのが現状だと思います．もちろん，上林先生や齊藤先生たちがガイドラインの第1版を出版された平成15年ごろに比べれば，日本でもバークレーなど海外の専門家と話ができる機会が増えていますので，情報量や連携における進歩という点で今から20年前とは隔世の感があります．

齊藤　確かにそうですね.

宮島　20年でここまで変わったことを考えると，われわれがADHDを含め発達障害の領域で奮闘してきたことは決して無駄ではなかったのだと思えますね. これからは教育界や保護者との連携支援という課題に医療も積極的に関わっていく必要があるということを認識したうえで，ADHD診療の次の段階へさらに発展していってほしいと思っています.

齊藤　たとえば子どものこころ専門医*は，小児科と精神科共同の資格を作ったという点で，今先生がおっしゃった流れの到達点の一つと言えますよね.

飯田　宮島先生がおっしゃったとおり，確かに20年前に比べると，子どものこころ専門医を作るなど，小児科と精神科の関わりが出てきたようにも思いますが，やはり連携という点においてはまだまだ改善の余地はあるように感じています. 連携という点で東京はまだ恵まれているとおっしゃっていましたが，まだまだ不十分な地域も多いです. 小児科医でも発達障害は診ない先生もおられます. その逆に他県の話ですが，子どものADHDを小児科の先生しか診ておらず，精神科には子どもがまったくいない，という場合もあるようです. そのため，まだ臨床の専門家レベルでもそんなにうまく連携を行えているわけではないかと思いますね. そのためにも，子どものこころ専門医が有効に機能するようになることを期待しています.

　また，研究についてですが，ADHDの臨床研究はある程度進んでいるようにも感じますが，基礎研究はまだまだです. ASDの研究では比較的予算がつくようにもなってきている一方で，ADHDの基礎研究では，ネズミのモデルさえまだ確立していないのが現状です. そういう意味では，まだADHDは十分に研究されていないともいえるかと思いますし，そもそもADHDという疾患はあるのか，というレベルで止まっている可能性もあるように感じています.

齊藤　そういう点では発展の余地があるという希望的観測もできますね.

飯田　ASDよりも症状的には固まっているうえに，ドパミンの減

● 子どものこころ専門医
子どものこころ専門医機構のホームページでは「子どものこころ専門医は，小児精神医学，小児心身医学を基礎として，子どもの精神疾患，神経発達症（発達障害），心身症，不登校，虐待など，子どもの心の諸問題に対応する専門医です. 日本の子どもの心の診療は，以前から，心の問題をサブスペシャリティとする小児科医と，児童思春期をサブスペシャリティとする精神科医によって担われてきました. そのような歴史的背景に鑑み，子どものこころ専門医は，小児科専門医と精神科専門医の双方を基盤領域とするサブスペシャリティ専門医として位置づけられています」と定義している.

少など，原因もあげられているため研究がしやすそうにも思えるのですが，実際はなかなか進んでいないのですよね.

齊藤 ここで，ADHD の病因論と疾患概念に直接関係する次のような課題に触れておかねばならないと思います. それは，生まれ持った遺伝子と胎生期を中心とする最早期の環境的侵襲との相互作用から発症すると考えられている発達障害としての ADHD と，出生後の成長過程で養育者に結びつこうとするアタッチメント（愛着）機能を著しく侵害する児童虐待のような逆境的養育環境から発現する ADHD 様の状態像との異同をめぐる議論についてです. 残念ながら現時点では，両者を織り込んだ総合的な ADHD 論は目にしません. だからこそ，両者は別の疾患として互いに鑑別診断の対象ととらえるべきか，それとも両者を併せて ADHD と呼ぶ異種性を前提とした疾患概念でとらえるべきなのかという議論は続けていかねばならないと考えます. 児童虐待を有力な病因とする「複雑性 PTSD」概念が ICD-11 に採用されたことから，ADHD 概念との重なり合いを含め，今後さらに議論を深めていかねばならないでしょう.

　さらに，ADHD などの発達障害では，「発症」という言葉をどのようにとらえるかも重要で，かつ非常に難しい課題です. 言うまでもなく「発症」という用語は，途中から特性が出てきたととらえられる考え方です. 現在のところ妥当とされている発達障害の成因仮説から考えると，人生の途中から特性が「発症」することもありとしてよいのか，それとも発達障害と気づかれていないだけで，その特性は出生時には持っていた，すなわち生来的なものととらえるべきなのかと言えば当然後者と考えますが，本当にそれでよいのかという問いには明確な答えはまだありません.

宮島 小児科医としての私の立場からは ADHD は乳児期の寝返りの多さなど，落ち着かない子どもが多い傾向があり，また，歩き始めが早い傾向などもありますので，やはり生来的なものと捉えています. 子どものときのほうが特性がより見えやすく，推察しやすいのではないかと思います. 幼児期に医療者がその特性に気づけるよ

うにしたいですし，また親がその特性に対してどのように対応しているかも気を配りたいところです．たとえば，乳幼児健診のときに走り回っている子が，ただ楽しいからなのか，何か興味があることによって走り回ってしまうのかといったことや，親がその子を叩いたりしていないかなどは気を付けてみておきたいです．診察室ではしおらしい親も，待合室では子どもを叩いたりきつい口調で叱ったりしていることがありますからね．

齊藤 それはたくさんいますね．

宮島 受付の方が待合室での親子の様子を見てあとで伝えてくれるだけでも家で起こっていることが少しはわかるように思っています．

飯田 そう考えますと，ASD では「0 歳児のときにはこういった症状がよく見られる」などという研究が結構盛んで，3 歳までのものすごく綿密な軌跡に関する研究などもあるほどですが，ADHD ではそうした研究はあまり見られませんね．生まれてから ADHD と診断されるまでの prospective な研究があるといいですよね．

宮島 そうですね．実は東京家政大学の近隣の自治体と連携してコホートスタディに着手したところです．

飯田 それは大事な研究ですね．

宮島 まだ着手したばかりですが，この自治体は以前から教育研究所が中心となって 0~18 歳まですべての子どもたちの発達変遷や家族背景などを把握しています．人口 16 万人ほどで各学年 800 人ほどの規模で集団データをとるのに適しており，行政や福祉と連携をとることで切れ目なく情報がつながるよう配慮されています．

齊藤 ペアレント・トレーニングについてもう一度触れておきたいと思います．繰り返しになりますがペアレント・トレーニングは応用行動分析学（ABA）に基づく行動療法です．しかし，行動療法という枠組みだけにこだわって，過度にプログラムに縛られる姿勢にはなりたくないと思います．ペアレント・トレーニングは親を支え，子どもの行動のマネージメントに役立つ技術の習得に取り組んでもらう優れた技法体系です．しかし技術習得それだけに意義があるのではなく，プログラムへの取り組みを通して親あるいは親機能

が育つこと，それこそが最大のアウトカムです．私はセラピスト体験を通じて，ペアレント・トレーニングが心理教育に留まらないパワフルな効果を発揮するという点で，優れた行動療法であると同時に，母親のための優れた集団精神療法であると確信しています．

　私が実践しているペアレント・トレーニングは隔週開催で，夏休みなどの長期休みは除くため半年ほどかかる 11 回のセッションから構成されたフルバージョンですが，親が育つという観点からも手ごたえを感じています．

飯田　フルバージョンとなると 10～11 回と回数が多いので，ずっと通ってくることができる人に限られてしまうのが一つのハードルでしょうね．

齊藤　おっしゃるとおりですが，私は人が変わるためには最低半年はかけないと難しいと思っています．あと人数に関しても，だいたい 1 回 1 時間半で 10～15 分延長することもあるという時間枠で行いますので，1 シリーズ 6，7 人が限度です．その点で医療経済的には難しい面があり，医療以外の領域でも普及していってほしい技法です．

宮島　また薬の話にはなりますが，ASD では薬が効くという問題でないのに対し，先ほど触れたドパミン機能のことを含めて，ADHD は薬が効果的であり治療の柱の一つですね．それでも薬だけではなく，ペアレント・トレーニングなど，子どもに関わる大人が学ぶためのトレーニングを実際にやってみようという親や療育者がいるというのは大事なことだと思います．

齊藤　私は，ADHD の行動レベルでの変化，すなわち「ADHD 症状が改善した」状態はまだ治療目標達成ではないと思っています．子どもの自己感や自己同一性を中心とした心理レベルでの変化が生じて「ADHD を通じて育った」と感じたときが治療目標達成だと考えています．極論かもしれませんが，この心理レベルでの改善を視野に入れない行動レベルにとどまった治療では，その後子どもを取り巻く環境が悪化した際に，症状再燃の歯止めとならないと思っています．

宮島　下手をすればまた失敗してしまったというトラウマ体験になってしまいますよね.

齊藤　薬物療法により身体面での変化を生じさせると同時に，親や教師の協力を得て治療者が子どもの心理レベルでの変化と成長を引き出し花開かせることに努める，すなわち両者が車の両輪のようにADHDの子どもを支えること，それが大切ですね.

飯田　そうですね.

宮島　本当に，子どもはいい方に変化できる力を持っていますからね. そのための支援ができる医療者でありたいと思います.

齊藤　そうですね.

　このクロストークを始めたばかりの頃には，ADHDについて話すことがそんなにあるだろうかと少し心配していました. しかし話が進むにつれて，逆にこれで予定通りに終わることができるかと心配になるほど話題が次々と出てきました. 最後にもう一度強調したい点や積み残した課題についてお話しいただきましたが，それでもまだたくさんの課題が残っていそうです.

　さらに言うなら，ADHDは子どもの精神疾患をどうとらえ，どう治療するかについて考えるうえで大切なモデルとなってくれるのではと思っています. その理由の一端は，疾患の輪郭がある程度くっきりとしており，正式な適用薬も複数存在することから，子どもの精神疾患の医療モデルとして語りやすいことにもあるように思います. 今回のクロストークもADHDを子どもの精神疾患モデルの一つとしてとらえ，語り合えたのではないでしょうか.

　ではこれで今回のクロストークを閉じたいと思います.

　お二人ともどうもありがとうございました.

飯田・宮島　ありがとうございました.

■ 参考文献

1）日本神経科学学会．脳科学辞典．https://bsd.neuroinf.jp/
2）Moffitt TE, Houts R, Asherson P, et al. Is adult ADHD a childhood-onset neurodevelopmental disorder? Evidence from a four-decade longitudinal cohort study. Am J Psychiatry. 2015; 172: 967-77.
3）Caye A, Rocha TB, Anselmi L, et al. Attention-deficit/hyperactivity disorder trajectories from childhood to young adulthood: evidence from a birth cohort supporting a late-onset syndrome. JAMA Psychiatry. 2016; 73: 705-12.
4）Agnew-Blais JC, Polanczyk GV, Danese A, et al. Evaluation of the persistence, remission and emergence of attention-deficit/hyperactivity disorder in young adulthood. JAMA Psychiatry. 2016; 73: 713-20.
5）Mackie S, Shaw P, Lenroot R, et al. Cerebellar development and clinical outcome in attention deficit hyperactivity disorder. Am J Psychiatry. 2007; 164: 647-55.
6）Ramos-Olazagasti MA, Castellanos FX, Mannuzza S, et al. Predicting the adult functional outcomes of boys with ADHD 33 years later. J Am Acad Child Adolesc Psychiatry. 2018; 57: 571-82.
7）岡野禎治．産後うつ病と育児支援．精神経誌．2009; 111: 432-9.

おわりに

　鼎談のお誘いを齊藤先生から頂いたときは，とても光栄に感じたのですが，同時に不安もありました．鼎談は初めての体験であり，原稿を書くときのように資料が目の前に山積みになっているわけでないので，ふられた話題について頭の中にあるものから答えないといけないわけです．これは相当の知識や頭の中に引き出しがないと難しいと思いました．東京で5回鼎談をしたのですが，毎回，次回のテーマをあらかじめ伝えていただけるので，その前にかなり勉強して準備しました．新幹線の中でも文献を読んでいたように思います．そうして勉強する機会を与えられると，それまでは一応自称専門家のつもりでいたのが，いかに知らないことが多いか，また知っているつもりでも自分の知識として身についていないかがよくわかりました．本書の中で私が偉そうに語っているのは実は付け焼刃のようなことも多いのです．

　それでもこの機会を得て非常に勉強になりました．臨床で漠然と感じていた疑問がしっかり言語化できたこともありました．エビデンスをどこまで重視し，個別の治療体験をどこまで信頼できるかという疑問の中で，自分の臨床の立ち位置をどこに置くかという悩みでした．正解が出たわけではないのですが，そのバランスを上手にとるのが臨床なのだと思います．また宮島先生は小児科医らしく乳幼児期の話題が多く，新たな視点を開かせてもらいました．小児科医と児童精神科医が協働して子どものこころの問題に取り組んでいかなければならないと感じました．齊藤先生にはいつも章ごとにテーマのまとめをされるのですが，ADHDという疾患を児童精神科疾患全体の枠組みの中の一つとして捉え，発達という視点の中で俯瞰的に捉えておられるお話でした．齊藤先生にはご自身の治療哲学のようなものがきちんとあり，その中でADHDならばどのように考えるかというスタイルでお話しされるので私自身には大変勉強になり感銘を受けました．

　読み返してみると，私の部分は鼎談なので少しくらい推測的な部分もあってもよいかと甘えの部分もあり，大胆な話も混ざっているように思います．そのあたりはご容赦ください．しかし三人三様の話であり，気楽に読んでいただければ結構面白い話になっているのではないかと自画自賛しています．

　本年はコロナ禍で未曾有な体験の中でお忙しい日々をお過ごしのことと思いますがADHDに関心のある方には医師に限らず，教育関係，心理関係，福祉関係，保護者の皆様にご一読いただければと思っています．

2020年5月

飯田順三

この度の ADHD クロストークの一員として，児童精神科の泰斗であられる齊藤万比古先生・飯田順三先生の学識の深さに触れさせていただくことができたことは，小児科医である私にとって貴重なひと時でした．私自身の臨床経験は医学部卒業後 40 年余の間，小児神経学を主体として学び研鑽してきたわけですが，子どもの発達障害（神経発達症群）の治療に関われば関わるほど診察室の中だけでは解決できない問題に直面するようになっていました．そのような時に児童精神科の先生はもちろんのこと，心理職，教育職など他業種の方々に組織の枠を超えて助けていただいたことを，このクロストークに参加したことで改めて認識することができました．さらには，私のような精神医学領域には浅学の人間が言うのもおこがましいのですが，お二人の先生と共通する診療姿勢，特に当事者である子どものみならず，保護者への対応など様々なところで相通じるものが多数あったことは嬉しい限りでした．この本を手に取られた方々，特にこれから ADHD や ASD など支援を必要とする子どもたちやそのご家族に関わろうとされている若手の方々に，その雰囲気が伝わり，精神科医や小児科医という専門性を超えて様々な連携を取られるきっかけとなることを願っています．

　一方，クロストークの中でも出てきたように，ADHD の診断と治療にはまだまだ課題があり，特にこの領域は虐待を含めて家族的・社会的問題も絡んでいることは否めません．我々医療に関わるものとして，これらの課題があることを認識しつつ，的確な診断と適切な治療・対応を目指していきたいと考えています．

　文末となりましたが，このクロストークに最初から熱心に関わっていただき，丁寧な原稿起しなどにご尽力いただいた中外医学社の佐渡眞歩様，上村裕也様には，私個人が最後までお手数をお掛けしてしまいましたこと，深くお詫び申し上げるとともに，心より感謝申し上げます．

　　　2020 年 5 月

　　　　　　　　　　　　　　　　　　　　　　　　　　　　宮島　祐

索引

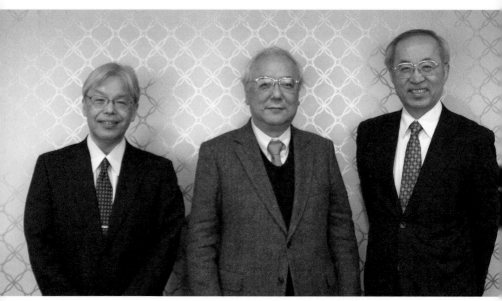
クロストークを終えて（左から　飯田，齊藤，宮島）

著者略歴

齊藤万比古（さいとう かずひこ）

　現職は恩賜財団母子愛育会愛育研究所児童福祉・精神保健研究部長，同研究所愛育相談所長．1975年千葉大学医学部を卒業し木更津病院勤務を経て，1979年に国立国府台病院精神科に入職，児童精神科部門の専属となる．国府台病院はその後，国立精神・神経センター，国立国際医療センター等と，その所属する機関が換わったものの，一貫して国府台病院の児童精神科医であった．その間，2003年から2006年まで同じセンター内の精神保健研究所児童・思春期精神保健部長を務めた．2013年，精神科部門診療部長を最後に，国立国際医療研究センター国府台病院を退職．同年恩賜財団母子愛育会愛育病院に入職し，2015年より現職にある．この間に日本児童青年精神医学会，日本ADHD学会，日本サイコセラピー学会の理事長を務めた．現在日本ペアレント・トレーニング研究会の顧問を務めている．「注意欠如・多動症—ADHD—の診断・治療ガイドライン 第4版」の編集を担い，現在第5版への改訂を目指している．いま関心を強くよせているのは，発達障害や被虐待体験を持つ子どもたちのメンタライジング不全の理解とその治療への応用という課題である．

飯田順三（いいだ じゅんぞう）

　現職は奈良県立医科大学医学部看護学科人間発達学教授．1981年に奈良県立医科大学を卒業し奈良県立医科大学精神医学講座に入局．当時認知症が社会的に大問題となっている時代であったが，当初より児童精神医学に興味を持っていた．発達障害や不登校に強い関心があり，当時奈良県下にほとんどいなかった児童精神科医を目指すこととした．1996年に同大学助教授となり，2000年より同大看護短期大学部教授，2004年に同大看護学科教授となった．その後2008年〜2014年，2016年〜2018年看護学科長を務めた．現在，日本児童青年精神医学会常任理事，子どものこころ専門医機構副理事長，日本ADHD学会理事，日本精神神経学会代議員を務めている．ADHDの近赤外線スペクトロスコピィや事象関連電位などの生物学的研究への関心と同時に心理社会的な治療にも重きを置いている．最近は児童精神科医の養成にも力を入れている．

宮島　祐（みやじま たすく）

　現職は東京家政大学子ども学部子ども支援学科教授・同学科長・同大学院教授．東京医科大学医学部小児・思春期学領域兼任教授．1978年東京医科大学医学部卒業し，同大学小児科学教室入局し小児神経領域を専門とし，1983年同大学大学院単位取得，医学博士．1985年国立精神・神経センター武蔵病院小児神経科研修などを経て，1994年東京医科大学小児科学講師，2012年同臨床准教授，2014年4月から現職にある．この間に日本小児科学会学術雑誌和文誌編集委員長，日本小児精神神経学会常務理事および同学会誌編集委員長など歴任し，2019年4月より齊藤万比古先生の後を受け日本ADHD学会第4代理事長を拝命している．小児科医になった当初は難治性てんかんや重度脳性麻痺児などの診療が主体であったが，1998年から日本小児精神神経学会事務局総務を担当し，同時期から厚生労働省科学研究事業およびPMDA等で専門委員として従事し，発達障害（神経発達症群）が診療の主体となっている．現職では医療のことを理解できる保育者養成を担い，地域自治体や教育界との連携を図っている．